EMBARAZADA

a los 40

y más allá

Sᴀʟᴜᴅ ʏ ʙɪᴇɴᴇꜱᴛᴀʀ • Eᴅɪᴛᴏʀɪᴀʟ Aʀᴄᴏᴘʀᴇꜱꜱ
Directora editorial: Isabel Blasco
Diseño y maquetación: Beatriz Fernández Pecci
Corrección: Maika Cano

Imprime: Gráficas La Paz
ISBN: 978-84-17057-53-4
Depósito Legal: CO-219-2019
Hecho e impreso en España - *Made and printed in Spain*

*«A mi gente querida y a todas
las parejas que buscan su sueño»*
Onica Armijo

*«A mis hijos Elena, Lucía y Miguel.
Mis amores, mi vida»*
María de la Calle

ÍNDICE

SEGUNDA PARTE

PRÓLOGO

A lo largo del último siglo, la mujer ha conquistado su derecho a participar y a gestionar la sociedad. Esto lo ha logrado sin dejar atrás su papel como madre y educadora. No obstante, este esfuerzo no ha sido a coste cero. A falta de medidas políticas y sociales que permitan de forma efectiva la tan debatida conciliación familiar, una de las consecuencias de la inmersión de la mujer en el mundo laboral y profesional ha sido el retraso en la edad de la maternidad. La edad de esta ha pasado de los 27 años, a principio de los años 90, a los 34 actuales, con más de un tercio de la población de mujeres embarazadas por encima de los 35 años y una substancial proporción por encima de los 40.

Si bien desde un punto de vista social y de salud general la mujer actual en estas edades luce en todo su esplendor, es cierto que el final de la vida reproductiva y la edad de la menopausia sigue sin modificarse, rondando los 50 años, y que a partir de los 40 años se reducen significativamente las posibilidades de embarazo.

De la misma forma, si el embarazo se produce a esta edad, las posibilidades de complicaciones y los riesgos están aumentados. Por contra, el desarrollo de la Medicina de la Reproducción y de la Medicina Materno Fetal, dos áreas de conocimiento específicas de la Obstetricia y Ginecología, ha conseguido que, en la inmensa mayoría de los casos, el deseo de embarazarse de una mujer mayor de 40 años finalice en una maternidad feliz y saludable.

Pero no todo es ciencia. Este desarrollo de la medicina no tendría tanta repercusión si no contáramos con profesionales que se afanan día a día por aplicar con eficacia estas nuevas estrategias, atendiendo no solo al aspecto técnico sino también al humano.

Como Jefe de Servicio de Obstetricia y Ginecología del Hospital Universitario La Paz tengo la gran suerte de contar con la colaboración de dos grandes profesionales, la Dra. Armijo, en el campo de la Medicina de la Reproducción, y la Dra. de la Calle, en el de la Medicina Materno Fetal. Ambas son capaces, día a día, de compartir generosamente conocimientos, técnica y humanidad con sus pacientes, de contagiar su ilusión al resto del equipo y de dar ejemplo de profesionalidad y eficiencia. Ahora, además, con este libro, dan fe de su gran capacidad de comunicar, desbridando con un lenguaje sencillo los aspectos básicos de la reproducción y el embarazo en las mujeres en la quinta década de la vida, solventando con claridad las preguntas y cuestiones más habituales que estas gestantes se suelen plantear, y ayudando de una manera eficaz, una vez más, a lograr los mejores resultados para ellas y sus bebés.

Prof. José Luis Bartha

Catedrático de La UAM y Jefe de Servicio de Obstetricia y Ginecología en el Hospital La Paz

Primera parte

Introducción

Cada vez es más frecuente encontrarnos con mujeres que deciden ser madres por primera vez, o de nuevo, a partir de los 40 años. Muchas de ellas lo consiguen sin dificultades y la mayoría de los embarazos tiene un buen desenlace.

Pero el reloj biológico lucha contra el reloj social. La biología femenina avanza por otros senderos y con otros ritmos. Cuando algunas de ellas se deciden por la maternidad, se encuentran con los frenos que su propio cuerpo les ofrece: un envejecimiento de sus órganos de reproducción que se traduce en una mala calidad ovárica y baja reserva ovocitaria.

Ser madre es posible, pero es más difícil. El embarazo natural es más complicado de conseguir y los tratamientos de Fecundación In Vitro (FIV) son menos eficaces. No siempre consiguen vencer al reloj biológico.

Nos encontramos con una serie de dificultades pero también con una serie de ventajas: son mujeres que presentan, por regla general, una mayor estabilidad emocional, económica y profesional; se encuentran en un momento óptimo y maduro por lo que afrontar un embarazo y una crianza en ese momento siempre es muy ventajoso. Mujeres que psicológicamente están más que preparadas, pero cuyo cuerpo es posible que no responda cómo y cuándo ellas desean.

En la sociedad en la que vivimos no solo existen muchos modelos de familia, sino que cada vez se está retrasando más la edad en la que nos planteamos tener hijos. De hecho, la edad media con la que paren las españolas es de 32 años, según el INE (Instituto

Nacional de Estadística). En nuestro centro la edad media de las pacientes que se realizan un ciclo de FIV es de 36 años.

Nuestras consultas están llenas de mujeres que hace muy poco tiempo hubieran sido catalogadas como «añosas», esto es, demasiado mayores para querer gestar. Sí señora, hace unos 20 años, eras madre añosa a los 35 años. Ahora, las publicaciones científicas no se ponen de acuerdo, pero la mayoría la sitúa en torno a los 40 años y de edad muy avanzada cuando las mujeres superan los 45 años.

Cada vez hay más mujeres que son madres a los 40, a los 45 e, incluso, a los 50 años. Hay descritas gestaciones con donación de óvulos en España incluso en una mujer de 67 años, y en el mundo, con 70 años. Pero esto no es algo deseable, ni recomendable, por las posibles complicaciones que puedan surgir durante el embarazo y porque nuestros hijos se merecen poder disfrutar muchos años de sus padres, ya que no hay nada más traumático en un hijo que fallezca alguno de sus progenitores en la niñez.

Bibliografía
» Registro Nacional de Actividad 2016 SEF. Informe Estadístico de Técnicas de Reproducción Asistida. Ministerio de Sanidad Consumo y Bienestar.

¿A qué es debido este retraso en la edad de la maternidad en el mundo occidental?

La incorporación al mercado laboral de la mujer y la necesidad de buscar una estabilidad económica es lo que ha llevado a postergar su maternidad. Los embarazos cada vez se planifican más, gracias por supuesto al uso de los métodos anticonceptivos. La anticoncepción ha permitido decidir a la mujer cuándo no quiere ser madre y disfrutar de su sexualidad; por su parte, la Reproducción Asistida ha conseguido planificar cuándo conseguirlo, pero no siempre esto es posible.

La edad media del matrimonio en España es de 34,7 años en la mujer y de 37,5 años en el varón. La edad media en la que la mujer comienza a buscar el embarazo está en torno a los 35 años; el 70% de las mujeres de esta edad en España no han tenido hijos, según datos del Instituto Nacional de Estadística (INE) de 2015.

Este retardo conlleva una disminución de su fecundidad, debido entre otros factores, al envejecimiento del ovario y de sus ovocitos; hay menos (reserva disminuida) y de peor calidad, y un ambiente hormonal alterado que puede producir trastornos ovulatorios. La fertilidad empieza a declinar a partir de la tercera década y se hace más acusada alrededor de los 37 años.

Por todo ello, muchas parejas tienen dificultades para gestar cuanto más demoran su maternidad. Así, se estima que hay alrededor de cien millones de parejas con problemas de esterilidad en el mundo; de hecho, se considera que la esterilidad afecta a un 10-20% de la población. El porcentaje de embarazos provenientes de TRA (Técnicas de Reproducción Asistida) es del 4,5%, cifra que va en aumento.

La edad materna avanzada se asocia a resultados adversos maternos y perinatales. Esta asociación parece ser efectiva a partir de los 40 años. Pero estos estudios, de hace años alguno de ellos, deben de tomarse con cautela pues las madres mayores de ahora tienden a tener más nivel socio-económico, más educación, más salud y menos paridad (menos hijos) que las madres añosas de hace décadas.

Bibliografía
» Datos del Instituto Nacional Estadística (INE).

¿Debería realizarme algún estudio preconceptivo (antes del embarazo) antes de buscar la gestación?

Las mujeres de 40 años o más estamos estupendas por fuera, nos cuidamos más, pero probablemente no tanto por dentro; nuestros ovarios habrán envejecido y, en ocasiones, también podremos haber desarrollado alguna patología que incluso todavía desconozcamos.

Por este motivo, se recomienda realizarse un examen médico y descartar patología cardiovascular antes de gestar a partir de los 40 años y, en especial, después de los 45 años. Un 40% de las mujeres de más de 40 años son obesas y alrededor de un 20% son hipertensas o diabéticas en el mundo desarrollado, lo que conlleva un mayor riesgo de complicaciones durante su embarazo.

Es por tanto recomendable acudir a una consulta preconcepcional para identificar factores de riesgo adicionales a la edad y minimizar en la medida de lo posible esta situación. Realizaremos:

HISTORIA CLÍNICA DETALLADA

- **Enfermedades crónicas**: diabetes (habrá que tener un estricto control glucémico –de la glucosa– los meses previos para evitar complicaciones y malformaciones fetales), hipertensión, etc.
- **Antecedentes familiares**: enfermedades hereditarias.
- **Toma de medicamentos**: algunos incompatibles con las gestación, que habrá que cambiar por otros similares. Por ejemplo, si se tiene elevado el colesterol, en ocasiones hay mujeres que

están tomando estatinas y se deben suspender.

- **Consumo de tóxicos**: tabaco, alcohol, cannabis (habrá que recomendar su abandono).
- **Historia reproductiva**: abortos, complicaciones en las gestaciones anteriores, etc.
- **Vacunas recibidas**: actualizando el calendario vacunal y recibiendo, por ejemplo, una dosis de recuerdo en el caso de comprobar que hay insuficiente inmunidad para alguna enfermedad como puede ser el caso de la rubeola. Hay vacunas en las que habrá que esperar un mes después de administrarlas para poder gestar.

EXPLORACIÓN FÍSICA

- **Cálculo del Índice de Masa Corporal (IMC)**: que se calcula dividiendo el peso entre la talla al cuadrado. Se debe evitar un IMC superior a 30, pues disminuye mucho las posibilidades de éxito y aumenta las complicaciones durante el embarazo. Así mismo tampoco es recomendable tener un peso por debajo de IMC de 18. Muchas mujeres estamos preocupadas por nuestro aspecto físico y en ocasiones un peso excesivamente bajo también puede dificultar nuestras opciones de embarazo. También se debe valorar el peso del varón, pues también se conoce que la obesidad en ellos dificulta las posibilidades de éxito. Recomendaremos, por tanto, una dieta equilibrada y la realización de ejercicio físico regular.
- **Toma de tensión arterial**: en ocasiones la hipertensión pasa desapercibida y es un componente a estudiar para evitar problemas durante el embarazo.
- **Exploración física y ginecológica**: se debe tener una citología y una ecografía ginecológica reciente. No es la primera vez que descubrimos un gran mioma (es decir, como un nódulo –bulto– duro de mayor o menor tamaño que le sale al útero) que ha pasado totalmente desapercibido, pero que puede llegar a influir en las posibilidades de gestación dependiendo de dónde se localice y de su tamaño.

ANALÍTICA DE SANGRE

Mediante una simple extracción de sangre podremos valorar, los niveles de hierro, el colesterol, el tiroides (tantas veces alterado y desapercibido), la glucosa, etc. Ello nos permitirá detectar patologías que no habían sido identificadas hasta el momento o ajustar las que ya se tienen. Por ejemplo, no es infrecuente que las mujeres con la edad tengan reglas abundantes, que ocasionan anemias ferropénicas (disminución de glóbulos rojos por sangrados, por un déficit de hierro), que hayan pasado totalmente desapercibidas por nuestras pacientes, ya que al ser mes a mes, es un descenso lento y no alarmante, pero paulatino. Y al realizar una analítica de control nos encontremos con que la paciente no puede enfrentarse a un embarazo cuando se encuentra tan «flojita». Por ello deberá tomar un suplemento de hierro, o administrárselo de forma intravenosa si quiere que sea un incremento más rápido. En ocasiones derivaremos al especialista (endocrino, hematólogo, internista) para terminar de ajustar a nuestros pacientes previos a la concepción. Recomendaremos la toma de ácido fólico y yodo de forma preconcepcional (en la dieta o en forma de suplementos vitamínicos) y hábitos de vida saludables para enfrentarnos a la gestación de la mejor forma posible.

Bibliografía
» van Elten T.M., Karsten M.D.A., Geelen A., van Oers A.M., van Poppel M.N.M., Groen H., Gemke R.J.B.J., Mol B.W., Mutsaerts M.A.Q., Roseboom T.J., Hoek A. Effects of a preconception lifestyle intervention in obese infertile women on diet and physical activity; A secondary analysis of a randomized controlled trial. LIFEstyle study group. PLoS One. 2018 Nov 7;13 (11): e0206888.

¿Cómo conseguir un embarazo a partir de los 40 años?

Ocasionalmente no será necesario pedir ayudar pues se conseguirá de forma espontánea, pero cuando no es así, existen muchas alternativas médicas para ayudar a las parejas o mujeres solteras a ser madres a partir de los 40, ya sea utilizando sus propios óvulos o los donados por otras mujeres, bien por inseminación o por fecundación in vitro.

Aunque no se recomienda la realización de coitos dirigidos, ni tratamientos inductores de la ovulación, ni inseminaciones a partir de los 40 por la baja tasa de éxito.

En qué consiste	Explicación
Coito dirigido o inductores de la ovulación	Se hormona o no a la paciente. Cuando se prevé la ovulación se mantienen relaciones en el domicilio.
Inseminación artificial	Introducir el semen del varón dentro del útero de la mujer una vez administradas hormonas. La fecundación se produce de forma natural dentro del útero de la mujer.
Fecundación in vitro	Los ovocitos se extraen de la mujer mediante punción y se fecundan en el laboratorio. Los embriones así generados se transferirán después a la mujer.

En los siguientes capítulos trataré de explicar estas técnicas con mayor detenimiento.

¿Soy muy mayor para ser madre? ¿Puedo quedarme embarazada espontáneamente a mi edad?

Mientras no se haya llegado a la menopausia y se mantengan ciclos ovulatorios (es decir, que se consiga que salga del ovario un ovocito que pueda ser fecundado), se puede conseguir quedarse embarazada, lo que ocurre es que las posibilidades de que esto ocurra cada vez son más bajas, y esta situación se agrava por cada año que pasa cuando ya se han cumplido los cuarenta.

Cuando nacemos tenemos una dotación folicular (número de sacos de pequeño tamaño llenos de líquido dentro de los cuales están los ovocitos) de alrededor de 1-2 millones de ovocitos; este pool o almacenaje va disminuyendo con la edad. En la pubertad nos quedan como medio millón hasta descender a unos mil cuando llegamos a la menopausia. Durante la vida reproductiva esta depleción folicular (descenso de los folículos del ovario) disminuye a ritmo de 1.000/mes, acelerándose este proceso en la segunda mitad de la década de los treinta.

La capacidad máxima de fertilidad se alcanza a los 25 años, luego comienza una disminución gradual.

Cada mes se ponen en marcha unos pocos ovocitos, pero la mayoría en su camino hacia la ovulación se atresiarán (se morirán) y solo uno será el que podrá conseguirlo. Desde la primera regla de nuestra vida (menarquia) hasta la menopausia se estima que se producirán unas cuatrocientas ovulaciones. El declive se produce de media hacia los 37 años (13 años antes de una hipotética menopausia), pero hay mujeres en las que por diversas razones (su condicionamiento genético, por fumar, por cirugías ginecológicas, por tratamientos quimioterápicos o radioterápicos, por la contaminación ambiental…), este hecho se produce todavía antes. Por eso, en ocasiones, cuando la maternidad se retrasa, se corre el riesgo de que no se queden embarazadas con sus propios óvulos, que tengan que pedir ayuda a una Unidad de Reproducción o que tengan que recurrir a ovodonación, es decir, a óvulos de donantes.

Se sabe que durante el primer mes de exposición coital (es decir, de relaciones sexuales sin utilizar medidas anticonceptivas) la tasa de embarazo es de alrededor de un 33%, siendo la media mensual de un 20%, lográndose en el primer año el 92% de todos los embarazos. Pero esto depende de la edad de la mujer. La posibilidad de concebir en el primer año de búsqueda en una mujer de:

- 30 años, es del 75%.
- del 66% en las de 35 años.
- y del 44% de las que lo intentan con 40 años.

La probabilidad mensual de embarazo de una mujer sana a los 40 años es del 5% (mientras que a los 30 años este dato es del 20%).

Por lo que, ¡claro que existen posibilidades de ser madre a partir de los 40! De hecho en España, el año pasado, hubo 30.585 partos en mujeres de 40-44 años, 2.024 en mujeres de 45-49 años y 120 en mujeres mayores de 50 años, pero es más difícil, y en ocasiones con ayuda médica. Y no sabemos si estos datos diferencian si estas gestaciones han sido conseguidas con óvulos propios o donados.

Además, con el paso de tiempo aumenta la posibilidad de desarrollar enfermedades ginecológicas relacionadas con la exposición hormonal, como puede ser la presencia de miomas (nódulos que crecen en el útero y que pueden llegar a deformar la cavidad) o la aparición de endometriosis (enfermedad que consiste en tener la regla fuera de su sitio), lo que aparte de dolores, puede provocar adherencias y quistes y disminuir todavía más las posibilidades de gestación.

Por tanto, la probabilidad de gestar con tus propios óvulos disminuye incluso con técnicas de Reproducción Asistida y son anecdóticas a partir de los 45 años. A partir de esa edad se debe recurrir a la ovodonación, es decir, utilizar óvulos de una donante menor de 35 años para gestar, ya que la Medicina Reproductiva no es capaz de subsanar el envejecimiento ovocitario. Se sabe, además, que más del 80% de los óvulos que se generan con técnicas de Reproducción Asistida son anómalos cromosómicamente a partir de los 40 años.

La inmensa mayoría de las mujeres famosas que conocemos que han gestado con 45 años o más, han utilizado óvulos de donante, ¡que nadie nos engañe!

Bibliografía
» Liu K.E., Case A. No. 346-Advanced Reproductive Age and Fertility. J Obstet Gynaecol Can. 2017 Aug; 39 (8): 685-695.
» Klitzman R.L. How old is too old? Challenges faced by clinicians concerning age cutoffs for patients undergoing in vitro fertilization. Fertil Steril. 2016 Jul; 106 (1): 216-224.
» Watt A.H. et al. The prognostic value of age and follicle-stimulating hormone levels in women over forty years of age undergoing in vitro fertilization. J Assist Reprod Genet. (2000)
» Klipstein S., Regan M., Ryley D.A., Goldman M.B., Alper M.M., Reindollar R.H. One last chance for pregnancy: a review of 2,705 in vitro fertilization cycles initiated in women age 40 years and above. Fertil Steril. 2005 Aug; 84(2):435-45.

Influencia de la edad paterna avanzada

Con técnicas de Reproducción Asistida no existe un límite legal para ser madre, pero la Sociedad Española de Fertilidad recomienda que en las mujeres sea de 50 años. En cambio, para el varón no existe ningún límite de edad para poder engendrar. No obstante, en nuestra humilde opinión, entendemos que sí debería establecerse un máximo de edad a partir del cual no se puedan concebir hijos, sobre todo teniendo en cuenta la importancia tanto de la figura como de la relación paternofilial para el desarrollo psicológico del menor como antes indicamos.

En la sanidad pública el límite para poder acceder a las técnicas son 40 años en las mujeres y 55 en los hombres.

Parece claro que la edad es un condicionante para gestar en la mujer, pero no queda del todo claro en el varón, aunque sí que hay trabajos que afirman que a partir de los 45 años pueden empeorar los parámetros seminales (del semen). Esto es, con la edad parece disminuir la calidad de los espermatozoides, tanto su número, movilidad y formas normales, así como el número de alteraciones cromosómicas de los espermatozoides.

A diferencia de las mujeres, en los hombres, la formación de nuevos espermatozoides continúa y hay más probabilidad de errores conforme el varón va cumpliendo años. Se sabe que el aumento de la edad del varón se relaciona con un mayor tiempo hasta conseguir el embarazo.

Aunque no todos los trabajos científicos publicados se ponen de acuerdo, también se ha relacionado con una mayor predisposición al aborto, malformaciones congénitas (cardíacas, extremidades), esquizofrenia, autismo y mayor riesgo de desarrollar cáncer infantil.

Por este motivo, y aunque la ley española permite que los

donantes de semen puedan tener hasta 50 años, en la práctica clínica suelen ser menores de 35 años.

Todos conocemos casos de padres con hijos sanos en su senectud, pero no deben achacarse todas las dificultades a la edad de la mujer, pues cada vez se está dando más importancia a la edad del varón.

Bibliografía

» Wu S. et al. Acta Psychiatr Scand. Advanced parental age and autism risk in children: a systematic review and meta-analysis. Acta Psychiatr Scand. 2017 Jan; 135 (1): 29-41.

¿Cuándo debo acudir a una clínica de reproducción asistida si no consigo embarazarme?

Cuando no se consigue un embarazo después de un determinado período de tiempo de relaciones sexuales sin utilizar métodos anticonceptivos, es lo que se define por esterilidad, y se debe acudir al ginecólogo especialista en reproducción cuando este período supere el año (la OMS lo prolonga hasta los dos años); en pacientes mayores de 35 años este tiempo se acorta y se debe consultar cuando la búsqueda se inicia seis meses antes.

No queda claro si en mujeres mayores de 40 años esta consulta debe producirse todavía en un período de tiempo aún más corto. Hay autores que recomiendan consultar inmediatamente. Yo recomiendo que si no hay ningún factor de riesgo, se intente la gestación de forma natural al menos durante 3-6 meses. Aunque debemos tener en cuenta que si hay antecedentes en nuestra familia de que a las mujeres se les retiró la regla precozmente (en torno a los 40 años o antes), quizás debamos preocuparnos por nuestra fertilidad de forma anticipada.

También es importante que la frecuencia en las relaciones sexuales sea la adecuada, es decir, que la pareja mantenga al menos entre dos y tres relaciones sexuales a la semana sin protección, pues en ocasiones nos encontramos que hay parejas que no conviven juntos o cuya cadencia en las relaciones dista mucho de lo recomendado.

Cada día es más frecuente que las parejas mantengan relaciones solo en los períodos en los que se supone que ovula; de hecho, ahora existen tiras reactivas que nos ayudan a saber con gran fiabilidad ese momento más fértil. Esto ocurre, más a menudo, en las parejas que llevan más tiempo conviviendo, como pueden ser las formadas por parejas de «cuarentones». No es extraño preguntar a parejas que llevan buscando el embarazo, el tiempo que llevan sin eyacular o mantener relaciones y que este período supere los quince días. ¡Así no se consigue, señores! Pero esta situación no es la más recomendable, pues la mujer con cuarenta años suele acortar sus ciclos de sangrado menstrual, es decir, que vienen cada menos tiempo (en vez de ciclos cada 28-30 días que sean de 24-26 días o menos), lo que en ocasiones dificulta averiguar cuándo ovula, que suele ser antes, en torno al día 10-12 del período. Y por otro lado, el semen se encuentra en las mejores condiciones de número y movilidad cada dos o tres días. Este es el motivo por el que se recomienda no centrar las relaciones sexuales exclusivamente en el supuesto período periovulatorio.

Bibliografía
» Quinn F. 'We're having trouble conceiving...'. Aust Fam Physician. 2005 Mar; 34 (3): 107-10. Review.

¿Cómo puedo calcular mi reserva ovárica?

Cuando hablamos de reserva ovárica, nos queremos referir a la cantidad de ovocitos que aún le quedan a la mujer. Es un parámetro dinámico que va cambiando con la edad, disminuyendo de forma natural a lo largo de la vida de la mujer. Además, aunque todavía haya mujeres con muchos ovocitos (que las hay), conforme envejecemos, estos son de peor calidad.

El concepto de reserva ovárica se define como el potencial reproductivo de la mujer en función del número y calidad de los ovocitos que quedan en un momento determinado. Una baja reserva ovárica se define como la presencia de un escaso número de óvulos para lo que debería esperarse de acuerdo a la edad de la paciente (como define uno de los Grupos de Interés de la Sociedad Española de Fertilidad). Si tenemos una baja reserva ovárica, en muchas ocasiones no produce síntomas, pero hay veces que provoca alteraciones en el ciclo menstrual; de hecho, una de las primeras cosas que se observa es que los ciclos se acortan, es decir, disminuye el tiempo entre ciclo y ciclo menstrual. La paciente te cuenta que la regla ha pasado de venirle cada 28-30 días a cada 24-26, por ejemplo.

Lo más probable es que si la paciente recibe hormonas para estimular sus ovarios (para generar más ovocitos para un ciclo de FIV), tenga una respuesta escasa a este tratamiento; por mucha dosis de hormonas que se administre, el ovario no consigue responder con muchos folículos, en ocasiones, tan solo con uno, dos o ninguno, como si hubiera sido un ciclo suyo natural, para gran desesperación de nuestras pacientes.

Esto disminuye la posibilidad de conseguir un hijo incluso con fecundación in vitro. Así, la tasa de recién nacidos mediante FIV utilizando los propios óvulos es del +/-10% con 40 años, y menor del 5% en > de 42 años.

El término de Baja Respuesta ha tenido muchas definiciones a lo largo de la historia de la FIV, pero recientemente se han puesto de acuerdo expertos europeos y americanos y se ha consensuado la definición de Baja Respuesta:

Podemos hablar de Baja Respuesta siempre que se cumplan dos de los siguientes criterios:

- Edad >39 años o cualquier otro factor de riesgo de Baja Respuesta.
- Ciclo previo con menos de cuatro ovocitos recuperados.
- Alteración de test de reserva ovárica (RFA< 5-7 y AMH<0.5-1ng/ml).

RFA=recuento de folículos antrales (número de posibles folículos del ovario que se ven en una ecografía realizada al principio del ciclo). AHM=hormona antimulleriana. Es la hormona que con mayor sensibilidad valora la reserva del ovario.

El objetivo de disponer de unos marcadores de presunción de Baja Respuesta es poder conocer los posibles casos de respuesta insuficiente antes de iniciar un ciclo de FIV-ICSI (ICSI=microinyección espermática), y así poder optar por realizar o no un tipo de tratamiento u otro en función de nuestras expectativas de éxito.

A continuación enumeraremos, a modo de descripción los marcadores más utilizados:

ANTECEDENTES PERSONALES

- **Cirugía ovárica previa:**
Toda patología que afecte al ovario y/o trompas (les llega la sangre por el mismo sitio) podría afectar la reserva ovárica, como por ejemplo, haber extirpado un quiste en el ovario, un embarazo ectópico en el que se extirpó la trompa, etc. Por eso debemos ser tan

cuidadosos a la hora de operar en la zona del ovario y su trompa en una mujer que todavía no ha satisfecho sus deseos genésicos.

• **Diagnóstico de endometriosis o enfermedades autoinmunes**: La endometriosis es una enfermedad en la que se tiene la regla fuera de su sitio y puede afectar claramente la reserva ovárica, no solo en pacientes operadas, sino también en aquellas que no lo han sido; se sabe que su reserva ovárica disminuye de forma más acelerada que en el resto de pacientes.

En las enfermedades autoinmunes, donde la propia paciente genera células que atacan a su propio cuerpo, se ha observado que es más frecuente que la reserva esté disminuida.

• **Tratamientos previos con quimioterapia o radioterapia:** Cada vez más, si alguien padece un cáncer que precisa este tipo de tratamientos, se está preservando la fertilidad de las pacientes mediante la congelación de sus óvulos (vitrificación de ovocitos) antes de darle ese tipo de tratamiento, para evitar que tras el mismo, sus ovarios, al haber recibido dicho tratamiento, puedan no ser capaces de volver a funcionar o haber envejecido de forma prematura.

• **Baja Respuesta en un ciclo de FIV anterior:** Si tras un tratamiento de fecundación in vitro, la paciente no responde como era esperado, es decir, con menos de cuatro ovocitos, este hecho ya es una señal de alarma de que puede volver a ocurrir.

MARCADORES DE RESERVA OVÁRICA

Los marcadores de reserva ovárica incluyen marcadores bioquímicos, ecográficos y aspectos concretos en los antecedentes de la mujer. En cuanto a la edad de la mujer, bien es sabido que la edad es el mejor parámetro para prever la tasa de éxito.

En este momento los mejores marcadores de Baja Respuesta son hormonales (FSH y AMH) y ecográficos (Recuento de Folículos Antrales (AFC)), que ahora paso a desarrollar:

• **FSH basal (Hormona Folículo Estimulante):** Es la hormona que se fabrica=sintetiza en una glándula del cerebro, la hipófisis, que clásicamente se ha utilizado y se utiliza como marcador de respuesta.

Niveles elevados (> 10-15UI, Unidades Internacionales de medida) de esta hormona estarán indicando una baja reserva. Pero no es una hormona del todo estable y puede variar de un ciclo a otro, además debe ser realizada la extracción de sangre en los primeros días de la regla. En nuestro hospital lo pedimos entre el segundo y cuarto día del ciclo.

Es importante recordar la necesidad de determinar el estradiol (otra hormona femenina) al mismo tiempo que la determinación de FSH, ya que valores normales de FSH con niveles de estradiol superiores a 80 mg/ml podrían ser indicativos de baja reserva ovárica, y que la FSH estuviera normal en estos casos, y aun así que existiera baja reserva ovárica.

- **Hormona Antimulleriana (AMH):**
  Hormona fabricada en el ovario que refleja de forma indirecta el pool (almacén) de folículos de pequeño tamaño. Es la más sensible para valorar la reserva ovárica.

  Los niveles de AMH varían con la edad de la mujer, presentando una disminución al aumentar los años de la mujer; de media, suele disminuir unos 0,2ng/dl por año, aunque este descenso se acentúa con el tabaco (envejece de media dos años la «edad del ovario»), predisposiciones familiares, enfermedades genéticas, cirugías, tratamientos, etc., como ya hemos mencionado.

EDAD (en años)	Niveles medios de AHM (en ng/ml)
20 - 25	4 - 5
25 - 30	2,5 - 4
30 - 35	2 - 2,5
35 - 40	2,5 - 1
40 - 45	1 - 0,5

Esta hormona puede determinarse en cualquier momento del ciclo. Se analiza mediante un simple análisis de sangre (aunque no deben estarse tomando anticonceptivos ni otras hormonas que frenen la acción de las hormonas cuando se realice la misma).

Hasta ahora se utilizaban varias técnicas para cuantificarla, pero cada vez más se está estandarizando y unificando el método de determinación, de forma que no tengamos resultados dispares dependiendo de donde nos hayamos realizado la extracción de sangre.

- **Recuento de Folículos Antrales (AFC):**
El recuento de folículos antrales recoge el número de folículos visibles del tamaño de entre 2-9 mm de diámetro durante una ecografía transvaginal (realizada a través de la vagina) preferentemente realizada en fase folicular precoz (2º-5º día desde la regla). El número de folículos antrales se correlaciona con la edad y con la respuesta ovárica. Un bajo número de folículos antrales en la ecografía puede traducirse en una escasa respuesta a la estimulación ovárica en fecundación in vitro.

Los dos marcadores más sensibles son la determinación de AHM y el recuento de folículos antrales.

Bibliografía
» Dimitrios N. How old are your eggs? Current Opinion in Obstetrics and Gynecology 2008, 20:540–54.
» Park H.J. et al. Anti-Müllerian hormone levels as a predictor of clinical pregnancy in in vitro fertilization/intracytoplasmic sperm injection-embryo transfer cycles in patients over 40 years of age. Clin Exp Reprod Med. (2015).
» Kim H.O. et al. Predictors of live birth and pregnancy success after <i>in vitro</i> fertilization in infertile women aged 40 and over. Clin Exp Reprod Med. (2017).

¿Qué técnicas
me pueden ayudar?

Me voy a referir a técnicas de la medicina tradicional, pues son de las que yo tengo conocimiento, aunque existen otras disciplinas como la acupuntura, la homeopatía, etc. Alguna de nuestras pacientes recurren a ellas y no pongo en duda que puedan ser beneficiosas, ya sea de forma coadyuvante (es decir, sumándose a los tratamientos tradicionales) o individual. Pero dado que desconozco esas disciplinas no voy a hablar de ellas.

La medicina tradicional es novedosa en esta disciplina, pues tan solo se lleva desarrollando 40 años; de hecho, en 2018 se ha cumplido el aniversario del primer nacimiento de una niña nacida por técnicas de Reproducción Asistida. Volviendo a ella, no todas las técnicas reproductivas son recomendables para mujeres por encima de los 40 años. Es más, ni los tratamientos inductores de la ovulación (que ayudan a ovular) ni la inseminación se recomiendan en mujeres por encima de los 38 años cuando van a utilizar el semen conyugal. ¿Por qué?

La tasa de recién nacidos tras una inseminación, a cualquier edad, es de media del 10%, y para pacientes de > 40 es del 6%.

En España, según los datos de último Registro de la Sociedad Española de Fertilidad del año 2016, se han realizado en mujeres de > 40 años:

- **Inseminaciones conyugales** (IAC): 727, lo que representa tan solo un 3% de todas las inseminaciones conyugales realizadas en nuestro país.
- **Inseminaciones con semen de donante** (IAD): De las más de 12.000 IAD, casi el 14% se han realizado en mujeres por encima de los 40. La tasa de parto de media a cualquier edad con esta técnica es de un 15%, y en esta edad de alrededor de un 6%.

- **FIV-ICSI**: Más de 12.000 ciclos con óvulos propios en >40 años (de los 54.000 ciclos totales), lo que representa que el 22% de los ciclos se realizan en mujeres de esta edad.

EDAD	Número de ciclos de FIV-ICISI con ovocitos propios	Tasa de parto por ciclo iniciado
< 35 años	15.226	28%
35 - 39 años	25.426	19%
> 40 años	12.090	7%

*Datos del registro de la Sociedad Española de Fertilidad 2016.

El que se sigan realizando inseminaciones en mujeres de más de 40 años puede ser debido a que no se especifica si la mujer previamente ya había gestado, ya que no es lo mismo intentar la gestación cuando previamente ya se tenía al menos un hijo que cuando no se tenía ninguno.

En el caso de que se fuera a utilizar semen de donante y la mujer no hubiera intentado la gestación con ningún varón previamente, sí que podrían plantearse estos tratamientos en mujeres mayores de 38 años.

Y sí estaría indicada la realización de fecundación in vitro, ya sea con sus propios óvulos o con óvulos de donante en esta franja de edad.

Hay que tener en cuenta que no es lo mismo la tasa de gestación que la de recién nacido, ya que por desgracia, conforme vamos cumpliendo años, la tasa de aborto aumenta. Y lo que hay que valorar cuando se opta por una u otra técnica no es la tasa de gestación, sino la de parto o recién nacido.

¿CÓMO ELEGIR UNA U OTRA?

En las mujeres mayores de 40 años, parece obligatorio definir bien la edad biológica en lugar de la cronológica, a fin de brindar el mejor asesoramiento y elegir los protocolos de técnicas de reproducción asistida más apropiados. Es decir, en la medicina reproductiva, es más importante el estado de la paciente que la edad que marque el DNI.

Después de una historia clínica detallada, valorando los antecedentes personales de la paciente (de patología y cirugías ginecológicas, tratamientos de técnicas de reproducción asistida ya realizados previamente, etc.), antecedentes obstétricos (de embarazos), dependiendo de la edad de la paciente y del resultado de sus analíticas hormonales y ecográficas, se le aconsejará utilizar sus propios óvulos o los de donante para una fecundación in vitro.

Daremos información detallada de las tasas de éxito según la edad y la técnica:

Porcentaje de gestación con FIV-ICSI óvulos propios	< 35 años	35-39 años	40 años o más
Ciclo en fresco+congelados	47.4%	35%	18%

*Datos del registro de la Sociedad Española de Fertilidad del año 2016.

Esta tabla muestra las tasa de gestación incluyendo los embriones que se transfieren a los pocos días de la punción, junto con los ciclos que se harán después al descongelar los embriones que se congelaron sobrantes del primer ciclo. Estamos hablando de tasas de gestación y no de recién nacido, por lo que habrá que tener en cuenta los abortos posteriores. Así, pasaremos a una tasa de recién nacido en pacientes mayores de 40 años con FIV-ICSI inferiores al 10%.

Por ejemplo, si la paciente tiene 44 años y ya ha realizado dos ciclos de FIV fallidos, no aconsejaremos volverlo a intentar con sus propios óvulos.

En España, con los últimos datos disponibles que son de 2016, se han realizado más de 16.000 ciclos con óvulos de donante, y más de 11.000 se han realizado en mujeres de más de 40 años, con una tasa de gestación de alrededor de un 50%.

Ahora bien, pese al consejo del médico especialista, será la pareja quien tendrá que decidir qué técnica utilizará teniendo en cuenta las expectativas de éxito de cada una de las tecnologías disponibles.

Bibliografía

» Cabry R., Merviel P., Hazout A., Belloc S., Dalleac A., Copin H., Benkhalifa M. Management of infertility in women over 40. Maturitas. 2014 May; 78.(1): 17-21. doi: 10.1016/j.maturitas.2014.02.014. Epub 2014 Mar 5. Review.

» Artini P.G., Obino M.E., Vergine F., Sergiampietri C., Papini F., Cela V. Assisted reproductive technique in women of advanced fertility age. Minerva Ginecol. 2018 Dec; 70 (6): 738-749. Epub 2018 May 31.

» Female age-related fertility decline. Committee Opinion No. 589. American College of Obstetricians and Gynecologists Committee on Gynecologic Practice and Practice Committee. Fertil Steril. 2014 Mar; 101 (3): 633-4.

» Hipp H. et al. National trends and outcomes of autologous in vitro fertilization cycles among women ages 40 years and older. J Assist Reprod Genet. 2017 Jul; 34 (7): 885-894. doi: 10.1007/s10815-017-0926-2. Epub 2017 Apr 28.

¿Cómo mejorar mis posibilidades reproductivas?

No existe nada milagroso que mejore mis la calidad de mis ovocitos, pero sí podemos evitar tener comportamientos o contacto con determinadas sustancias que pueden acelerar el deterioro de estos. Iré exponiendo alguna de ellas como los plásticos, radiaciones, sustancias tóxicas o una alimentación incorrecta.

DISRUPTORES ENDOCRINOS (DE)

Son sustancias que actúan como hormonas, pero que no lo son, y que pueden llegar a interferir en el funcionamiento de nuestro propio organismo.

Podemos encontrar estos compuestos en productos cotidianos como alimentos enlatados, botellas de agua, plásticos, cosméticos, fertilizantes, juguetes para niños, etc.

El uso persistente y prolongado de DE tiene efectos perjudiciales para la salud reproductiva humana al interferir con la fabricación y acción de las hormonas sexuales: puede acelerar el mal funcionamiento de nuestros gametos (espermatozoides u óvulos) al estar cada vez más expuestos a estas sustancias.

Con respecto a los plásticos, hay que indicar que la acción del agua, los microorganismos y la luz solar van degradando el plástico hasta reducirlo a pequeñas partículas de unas pocas micras de longitud (una micra equivale a la milésima parte de un milímetro). Algunas son tan pequeñas que el plancton microscópico las confunde con comida, este es ingerido por peces y al final puede llegar a nuestro organismo.

De los plásticos encontrados en los humanos, los más comunes fueron el propileno, básico en los envases de leches y zumos, y el PET, del que están hechas la mayoría de las botellas de plástico.

Sobre presencia de microplásticos (definidos como partículas de menos de 5 mm de diámetro) en la vida marina, aunque la gran mayoría de las partículas se queda en el aparato digestivo del pescado, que no solemos comerlo, existe el riesgo de ingestión en el caso del que se coma entero, como mariscos, bivalvos (almejas, mejillones) o peces más pequeños.

También un estudio publicado por Greenpeace afirma que la gran mayoría de la sal marina de uso doméstico contiene microplásticos.

La exposición continuada al bisfenol A (BPA), un polímero muy utilizado en la fabricación de plásticos, «altera gravemente» el desarrollo de los ovocitos y de los futuros óvulos de la mujer, disminuyendo la fertilidad de la descendencia, y duplica el riesgo de intercambio de cromosomas en el proceso de división celular.

El BPA no afecta directamente a la fertilidad de las mujeres embarazadas, sino a sus hijas y nietas; es un «efecto multigeneracional», según se afirma en un estudio realizado por hospitales en Cataluña. De este modo, el incremento en la mortalidad de los ovocitos en el feto puede disminuir las reservas de ovarios y la calidad de los óvulos de la futura madre.

Lo recomendable es tratar de evitar los plásticos con los siguientes consejos prácticos y fáciles de llevar a cabo: no calentar los alimentos en recipientes de plástico; evitar beber en botellas y usar aislantes de plástico; y tratar de no comer en abundancia aquellos pescados y mariscos en los que ingerimos las vísceras, por los posibles efectos que muchos trabajos están observando en la fertilidad y en la disminución de la reserva del ovario.

ONDAS ELECTROMAGNÉTICAS

Cada vez es más frecuente la presencia de las ondas electromagnéticas a nuestro alrededor, en nuestro domicilio y trabajo, con la aparición de la energía eléctrica y las telecomunicaciones; nos preocupa cuál puede ser su repercusión en la salud y en concreto en la reproducción. ¿Podrían estar acelerando el envejecimiento del ovario?

Existen dos tipos de radiaciones:

• **Las ionizantes** son las más peligrosas. Comprenden los rayos X, rayos gamma, partículas alfa, partículas beta y neutrones. Las radiaciones ionizantes (como las radiaciones recibidas cuando te administran radioterapia) pueden ocasionar daño celular a corto y largo plazo, entre el que destaca el envejecimiento prematuro y la esterilidad.

• **Las no ionizantes**, cuyo efecto pernicioso es el que pueden causar por su transporte de energía. En este grupo se encuentran las radiaciones ultravioleta, microondas y radiofrecuencias y láser.

La especie humana vive en un manantial electromagnético natural: el campo geomagnético y los fenómenos ondulatorios electromagnéticos atmosféricos. Se producen campos eléctricos por la acumulación de cargas eléctricas en determinadas zonas de la atmósfera por efecto de las tormentas. El campo magnético terrestre provoca la orientación de las agujas de los compases en dirección norte-sur y los pájaros y los peces lo utilizan para orientarse.

Los campos electromagnéticos generados por la actividad humana: en un principio estos estaban referidos a las torres eléctricas, algunos aparatos electrodomésticos, usos industriales específicos y los radares. En los últimos años se ha observado un incremento sin precedentes de fuentes de campos electromagnéticos, como por ejemplo, antenas de televisión, estaciones de radio o estaciones base de telefonía móvil.

Las radiaciones no ionizantes de frecuencia extremadamente baja, como es el caso de los campos magnéticos de 50 Hz, afectan a una gran cantidad de procesos:

• Síntesis de ácidos nucleicos (ADN y ARN), responsables de nuestra dotación genética y de la herencia.
• Cambios en la producción de hormonas.
• Modificación de la respuesta inmune.
• Modificación del grado de crecimiento y diferenciación celular, condicionando la aparición de cáncer.

Todos estamos expuestos a una combinación compleja de campos eléctricos y magnéticos débiles. El principal efecto biológico de los campos electromagnéticos de radiofrecuencia es el calentamiento. Este fenómeno se utiliza en los hornos de microondas para calentar alimentos. Los niveles de campos de radiofrecuencia a los que normalmente están expuestas las personas son mucho menores que los necesarios para producir un calentamiento significativo. Hasta la fecha, no se han confirmado efectos adversos para la salud debidos a la exposición a largo plazo a campos de baja intensidad de frecuencia de radio o de frecuencia de red, pero los científicos continúan investigando activamente en este terreno.

Según experimentos realizados con voluntarios sanos, la exposición a corto plazo a los niveles presentes en el medio ambiente o en el hogar, no producen ningún efecto perjudicial manifiesto, según afirma la Organización Mundial de la Salud, aunque existe alguna publicación que asegura que en experimentación animal puede alterar la arquitectura del testículo y que puede acelerar el proceso de envejecimiento del ovario en las ratas. Por todo esto, y hasta que no haya más publicaciones al respecto, conviene alejarse de fuentes electromagnéticas en nuestra vida cotidiana; por ejemplo, yo les recomiendo alejar el móvil del bolsillo del pantalón delantero, aunque la evidencia científica no haya comprobado su efecto deletéreo, todavía.

ABANDONAR COMPORTAMIENTOS PERNICIOSOS

El tabaco y el alcohol provocan un exceso de radicales libres y un aumento del estrés oxidativo, que como ya hemos visto, es perjudicial para tener éxito en nuestra búsqueda de embarazo. Los radicales libres son sustancias químicas muy reactivas que introducen oxígeno en las células, produciendo la oxidación de sus partes, alteraciones en el ADN, y que provocan cambios que aceleran el envejecimiento del cuerpo.

El problema aparece cuando hay desequilibrio entre los agentes oxidantes y la respuesta antioxidante de la célula. Esto se denomina estrés oxidativo, es decir, que nos encontramos en una situación de desventaja en la que la capacidad defensiva del organismo ante los agentes que nos oxidan o envejecen está limitada.

- **Tabaco**. «El tabaco es malo para todo y para buscar el embarazo, también». Esta frase es una de las que más repito en la consulta cuando, durante la historia clínica, descubro el consumo de tabaco en alguno de los miembros de la pareja.

  Está claro que es un consumo dosis-dependiente y que no es lo mismo fumar de forma ocasional que un paquete diario. Influye el tabaquismo tanto activo como pasivo, así que trate de estar lejos de una persona fumadora.

  Varias sustancias que contiene el tabaco pueden producir un efecto tóxico en el desarrollo del folículo y provocar un cambio cromosómico en el gameto. Lo que conllevaría la aceleración del envejecimiento del ovario, reduciría la fecundidad, aumentaría los abortos y adelantaría la edad de la menopausia. El hábito tabáquico tiene un efecto negativo en los resultados clínicos de las técnicas de reproducción asistida.

  Se supone que fumar acelera de media en unos dos años el envejecimiento del ovario. Por lo tanto, sería muy recomendable que se abandone el tabaco lo antes posible, sobre todo si nos planteamos ser madres a partir de los 40.

- **Alcohol**. En la mujer, el consumo excesivo de bebidas alcohólicas se ha asociado a alteraciones en la producción hormonal, en la maduración del folículo y en la ovulación. En los ciclos de FIV están documentadas una menor respuesta ovárica, una calidad embrionaria inferior e, incluso, una mayor tasa de aborto. Beber un vaso de vino o una cerveza de vez en cuando, probablemente no afectará a tus posibilidades de concebir, pero las mujeres que están buscando una gestación deben ser informadas de que no deben ingerir más de cuatro unidades de alcohol a la semana.

- **Cafeína**. Aunque cada vez hay más publicaciones que están afirmando el efecto beneficioso del consumo de café, como todo en la vida, no se debe abusar.

  Así, parece que existe una mayor incidencia de aborto con el consumo de altas dosis de cafeína. Según las recomendaciones de la European Food Safety Authority (EFSA), las mujeres que desean quedar embarazadas y quienes lo están deberían consumir menos de 200 g de cafeína por día. La Organización Mundial de la Salud (OMS) recomienda una ingesta de menos de 300 mg diarios.

El contenido de cafeína en una taza de café es cercano a los 200 mg.

La cafeína está presente en el café, el té, las bebidas de cola y el chocolate. El té sería más recomendable que el exceso de café ya que contiene menos cafeína, 50 mg.

Si os está costando quedaros embarazados, tampoco abuséis de las bebidas con cafeína (no comas con bebidas de cola, no solo aumenta el aporte calórico sino que en altas dosis puede ser perjudicial) y abandona el hábito tabáquico.

Bibliografía
» Homan G.F., Davies M., Norman R. The impact of lifestyle factors on reproductive performance in the general population and those undergoing infertility treatment: a review. Hum Reprod Update. (2007).

¿Existe alguna sustancia o fármaco que pueda favorecer la gestación en esta edad?

Cada día en la consulta me piden que les prescriba algún fármaco o suplemento que favorezca las posibilidades de gestación en torno a los 40 o que recupere la reserva ovárica.

Por desgracia, a día de hoy, no hay nada que haya demostrado este hecho.

Existen múltiples sustancias que se venden con este propósito, pasaré a exponer una de ellas.

MELATONINA

Es una hormona producida en la glándula pineal (una glándula del cerebro) a dosis bajas durante la noche, pues su secreción se altera por la luz.

Es la llamada «hormona de la oscuridad», de ahí que la contaminación lumínica (luz artificial por la noche) y la turnicidad en el ritmo de trabajo puedan ser perjudiciales.

En primer término es conveniente explicar por qué hablamos de ella. Y lo hacemos porque la disminución de la secreción de melatonina acelera los procesos de envejecimiento.

De hecho, algunos autores, como el Dr. Darío Acuña, catedrático de fisiología, asegura que la administración de melatonina a partir de los 40 años es un procedimiento de elección para frenar el deterioro que se produce con el envejecimiento.

Regula toda la actividad circadiana, es decir, los ciclos diarios de secreción de sustancias y el sueño. Pero, además, tiene un efecto antiinflamatorio, antirradicales libres, regulador del metabolismo y regulador de la secreción de estrógenos (hormona femenina).

- Factores que modulan la secreción de melatonina:
  - Ambientales: Fotoperíodo (cambios luz), estaciones del año, temperatura.
  - Endógenos: Estrés y la edad.

Existen alimentos que poseen precursores de la melatonina. Entre estos, los más comunes son la avena, las cerezas, el maíz, el vino tinto, los tomates, las patatas, las nueces, las ciruelas y el arroz. Podemos recomendar la ingesta de estos productos sabiendo que, en ningún caso, estaremos perjudicando a nuestros pacientes; no obstante, lo que no queda totalmente demostrado es su efecto beneficioso.

Ahora bien, lo que sí se sabe es que para ser efectivas se necesitan unas dosis muy altas de dichas sustancias. Los fármacos con suplementos de melatonina que se venden en España tienen muchos una dosis insuficiente para ser eficaces.

Hacia los 40 años se recomienda tomar unos 3-5 mg diarios, que subirán hasta 10 entre los 50 y los 55 años. A partir de los 60-65, y hasta el final de la vida, se administran como mínimo 15 mg, ya que la producción orgánica es prácticamente nula.

Pese a todo lo dicho, a día de hoy, no hay estudios científicos que hayan demostrado que su administración mejore los resultados de las pacientes estériles sometidas a técnicas de Reproducción Asistida. No obstante, el déficit de melatonina se ha relacionado con el envejecimiento prematuro por lo que recomendamos, no obstante, un adecuado descanso nocturno en nuestras pacientes y evitar la realización de turnos de noche, por la contaminación lumínica que alterará la secreción de esta hormona.

Bibliografía
» Showell M.G. et al. Antioxidants for female subfertility. Cochrane Database Syst Rev. (2017).

¿Hay alguna dieta que pueda ayudarme?

Por desgracia, no existe ninguna ingesta milagrosa que rejuvenezca el ovario, pero existen en nuestra dieta muchas sustancias con capacidad antioxidante que quizás puedan ayudar a ralentizar el proceso de envejecimiento ovárico.

Una dieta equilibrada es esencial para el correcto funcionamiento de cualquier sistema de nuestro organismo y el sistema reproductor no es una excepción. Recuerde que «más» no siempre significa «mejor», y que no hay que excederse porque podría llegar a ser perjudicial.

Pero con la ingesta de alimentos ricos en sustancias antioxidantes sí podemos tratar de frenar este proceso. Los antioxidantes son aquellos elementos cuya función es eliminar del cuerpo los radicales libres que se producen como resultado de la oxidación celular.

Para evitar la aparición de radicales libres es necesario, por un lado, evitar aquellos elementos externos que aumentan su número como la ingestión de tóxicos «drogas, alcohol, tabaco» y ciertos alimentos ricos en grasas de origen animal. Pero, además, resulta imprescindible seguir una alimentación rica en productos vegetales, capaces de neutralizar sus efectos perjudiciales.

Considera las frutas y verduras como un complejo multivitamínico de la Madre Naturaleza. Las frutas y las verduras no solo son ricas en vitaminas y minerales, sino que también tienen sobreabundancia de micronutrientes que degradan los radicales libres.

RESVERATROL

Nos referimos a la sustancia bioflavonoide que se encuentra fundamentalmente en la uva roja, el vino tinto (pero no nos vamos a hinchar de vino, que tiene alcohol, mejor zumos, mosto por ejemplo), y los frutos rojos (como las moras, frambuesas y arándanos). También lo tienen los frutos secos como los cacahuetes, pistachos y nueces, el chocolate amargo y las ostras. Así que en estas pacientes yo les recomiendo una ingesta rica en este tipo de frutas y alimentos. Es una dieta deliciosa a la vez que sana.

Tiene una acción antiinflamatoria y antioxidante y es por este motivo por lo que se recomienda su ingesta para tratar de frenar el envejecimiento del ovario.

ASTAXANTINA

Es el carotenoide (pigmento orgánico) antioxidante más potente cuando se trata de captación de radicales libres: unas diez veces más que otros carotenoides. Combate el estrés oxidativo y es muy beneficioso para la piel, vista y la salud celular. La astaxantina da color rojo al salmón, a los langostinos o a los flamencos. Es producido por diversos tipos de microalgas que son la base de la alimentación del zooplancton, alimento preferido a su vez de aquellos que almacenan el pigmento en la piel y en el tejido graso, siendo esta la razón de su color rojizo.

En los salmones criados en estanques, si no se les complementara el pienso con la astaxantina, su carne no tendría el característico color rojizo asalmonado que de manera natural tiene el salmón salvaje que se alimenta de langostinos u otra fuente natural de astaxantina. Esta sustancia, a diferencia de algunos carotenoides, no se convierte en vitamina A (retinol) en el cuerpo humano. El exceso de vitamina A es tóxico para los humanos, pero la astaxantina no. Por su poder antioxidante la recomendaremos a nuestras pacientes.

COENZIMA Q10

También llamada ubiquinona, es producida de forma natural por nuestro cuerpo, pero las cantidades fabricadas en nuestro organismo disminuyen con la edad. Por lo tanto, es recomendable aumentar el consumo de alimentos ricos en coenzima Q10 a medida que avanzamos en edad o bien que podamos ingerir suplementos vitamínicos si tenemos una dieta pobre en estos productos.

Sus funciones:
- Su principal función a nivel celular es como antioxidante y generadora de energía: aumenta la longevidad y neutraliza los radicales libres por su acción antioxidante.
- Además, aumenta la capacidad del sistema inmunológico para combatir infecciones y destruir células cancerígenas.
- Protege al corazón y otros tejidos de procesos como la arterioesclerosis y tiene efecto hipotensor.
- Participa en la regulación de los niveles de azúcar, colesterol y del peso corporal.

¿Qué alimentos son ricos en coenzima Q10?

- **Carnes y pescados**: Las proteínas de origen animal se consideran la fuente más rica de este nutriente. En primer lugar las carnes rojas, pero también las blancas y algunas vísceras. En el caso del pescado, hay algunos tipos que contienen grandes cantidades de este nutriente como el arenque, la trucha y el salmón. Es importante destacar que el método de cocción empleado puede modificar la cantidad de coenzima contenida en el alimento; por ejemplo, freír los alimentos causa la mayor pérdida de los nutrientes.
- **Vegetales**: Las espinacas son consideradas la fuente vegetal más rica en coenzima Q10. También la tiene el brócoli, la coliflor y las zanahorias. Los vegetales de preferencia deben ser frescos, crudos y sin procesar. Es mejor cocinarlos al vapor en caso de requerir su cocción.
- **Frutas**: Aunque en menor contenido que las carnes rojas y los vegetales, hay dos frutas que tienen pequeñas cantidades de coenzima Q10: las naranjas y las fresas.
- **Semillas y frutos secos**: Las semillas de sésamo, los cacahuetes, los pistachos y las nueces son buenas fuentes de este nutriente.
- **Legumbres**: como los guisantes, las lentejas y alimentos derivados de la proteína de soja como el tofú.

GRANADA

Es una de las frutas más apreciadas, no solo por su sabor entre dulce y ácido sino, sobre todo, por su calidad nutricional y propiedades terapéuticas. Contiene numerosas vitaminas: A, B, C, E y minerales (calcio, magnesio, zinc, cobre, hierro y potasio). Además, también contiene antioxidantes que la convierten en uno de los más potentes antioxidantes que existen en el reino natural. Son numerosos los estudios que demuestran su efecto en la lucha contra la acción adversa de los radicales libres, lo que aprovecharemos para ralentizar el envejecimiento de nuestro organismo.

Algunos estudios han demostrado que el consumo regular de granada mejora la calidad del esperma, tanto en número de espermatozoides como en una mayor movilidad.

ZINC

Es un elemento químico, importante en la salud, ya que su déficit se asocia en la mujer a irregularidades del ciclo menstrual. Influye en la ovulación y fertilización y, durante el embarazo, una deficiencia de zinc puede provocar diversas anomalías como aborto espontáneo, malformaciones, retraso en el crecimiento o prematuridad.

Por otro lado, como antioxidante, puede ayudar al retraso del envejecimiento celular y folicular que aumentará las posibilidades de embarazo.

Por tanto hemos de tener en cuenta que se pueden hacer carencias de zinc con dietas monótonas basadas en alimentos refinados.

No hay muchos alimentos ricos en zinc, salvo las ostras. La carne de vaca o de cordero, el pescado de mar, los crustáceos, los mariscos, el germen de trigo tostado y el miso, todos contienen zinc.

Tengamos una dieta rica en estos alimentos para aumentar nuestras posibilidades de embarazo.

VITAMINAS

En ocasiones, una dieta puede ser insuficiente en determinadas vitaminas, sobre todo en aquellas personas que no tienen un consumo adecuado en frutas y verduras.

Pero podemos incorporarlas en nuestra dieta o bien tomándolas en forma de zumos o purés (para que resulten más agradables a aquellos que argumentan que no les gusta su sabor) o en forma de algún polivitamínico. De hecho, existen en el mercado muchos para un uso preconcepcional, cuando se está planteando la búsqueda de embarazo, otros para el embarazo e incluso durante la lactancia. El complejo vitamínico es recomendable tomarlo después del desayuno y de la comida pues por la noche puede producir acidez y dificultad para el sueño.

• **Vitamina C**: es un nutriente con un alto poder antioxidante. Sus recomendaciones pueden aumentar en caso de fumadores o deportistas. La mayor fuente alimentaria son las frutas y verduras (cítricos, acai, tomates, pimiento rojo, arándanos, zarzamora, fresas, kiwi, aguacate, remolacha, etc.), es decir, frutas y verduras de colores brillantes (que es un truco para acordarnos). Sobre todo, se deben consumir crudas, ya que esta vitamina es destruida con el calor. Hablaré un poco del acai por ser un fruto más desconocido para los europeos. Proviene de una palmera tropical del continente americano, del tamaño de una uva, morado y redondo, que se caracteriza por su gran capacidad antioxidante, lo que vamos a aprovechar de nuevo para frenar la oxidación y el envejecimiento de nuestro cuerpo. Las bayas acai son ricas en vitaminas A, B y C, minerales (especialmente hierro y calcio), fibra dietética y proteínas. Puedes encontrar acai en tiendas y herbolarios online en varias maneras, principalmente en forma de bebidas de zumo de acai, polvo de acai y cápsulas que contienen este fruto.

• **Vitamina E**: tiene un alto poder antioxidante, que protege los tejidos de los radicales libres y toxinas ambientales y mantiene la integridad celular de las membranas del cuerpo, y antiinflamatorio. Está ampliamente distribuida en la naturaleza; sus principales fuentes son los aceites vegetales (en especial el aceite de oliva) o los frutos secos oleaginosos.

• **Vitamina D**. Es la vitamina encargada de la mineralización de los huesos, esto es, «que estén fuertes en su estructura», pero también se ha sabido recientemente que está implicada en procesos reproductivos.

Se puede obtener de la dieta habitual pero también gracias a los rayos ultravioletas del sol puede ser producida (los protectores solares con una protección superior a ocho bloquean su formación). Aproximadamente, el 80%-90% de la vitamina D se deriva de la producción inducida por la luz solar en la piel. Una pequeña cantidad de la vitamina D total en el cuerpo se deriva de la dieta y/o suplementos. Esta puede proceder de plantas o setas que contienen ergocalciferol (vitamina D2) o de pescados grasos (como el salmón, el atún, las sardinas, la caballa, etc.), que contienen vitamina D3, pero su producción principal es a través de la piel. En el hígado y en el riñón se transforma en su forma activa.

En muchos países, los alimentos como la leche, yogur o cereales para el desayuno están fortificados con vitamina D. Esto quiere decir que se ha añadido vitamina D a estos alimentos de forma artificial, ya que normalmente no son alimentos que contengan este tipo de vitamina.

Incluso hay trabajos que afirman que bajos niveles de la misma pueden predisponer a una menopausia precoz, por lo que para asegurarnos unos huesos fuertes y sabiendo que es una vitamina implicada en los procesos reproductivos, lo más razonable es que tengamos pues una dieta rica en ella y expongámonos al sol «no en las horas más perjudiciales para nuestro cuerpo, sino en las menos dañinas», durante 10-20 minutos diarios, (dependerá del tipo de piel, si somos más blanquitas o morenas), sin bases de maquillaje, ni protección, y luego ya nos protegeremos del mismo o nos retiraremos de su exposición.

Por todo lo expuesto, queda claro que no hay ningún alimento «milagro» que recupere el envejecimiento celular, pero una alimentación rica en frutas y verduras y pescados (sobre todo el pescado azul), podría ayudar a ralentizar el proceso de depleción ovocitaria, es decir, del envejecimiento del ovario.

Como vemos, las frutas y las verduras son los alimentos con mayor concentración de antioxidantes, por lo que nuestra apuesta sería asegurar a diario al menos tres raciones de fruta y dos de verdura para mejorar la salud reproductiva y, en definitiva, mejorar la fertilidad.

La dieta mediterránea rica en legumbres, frutos secos, semillas, fruta, verdura y pescado azul es recomendable para todo el mundo y para las mujeres de 40 años o más, también.

Bibliografía

» Armijo O. y De la Calle M. La dieta de la fertilidad y el embarazo (1ª edición). Editorial ArcoPress, S.L. ISBN 978-84-16002-72-6.

» Gaskins A.J. et al. (2018). Diet and fertility: a review. Am J Obstet Gynecol.

» González-Rodríguez L.G., López-Sobaler A.M., Perea Sánchez J.M., Ortega R.M. [Nutrition and fertility]. Nutr Hosp. 2018 Sep 7;35 (Spec No6): 7-10.

Tratamientos específicos para pacientes de 40 años o más

En muchas ocasiones, utilizaremos una pauta de tratamiento similar a la de las pacientes que son más jóvenes si tras los estudios realizados previamente se presupone una respuesta normal.

Pero existen alternativas terapéuticas que podemos ofrecer a pacientes de más edad, que pudieran aumentar sus posibilidades reproductivas, como son algunas de las que expondré más adelante:

• **Diagnóstico Genético Preimplantacional (DGP):**
A partir de los 40, las posibilidades de que el embrión tenga alguna alteración cromosómica son elevadas. Por ese motivo, se ha visto muy recomendable analizarlo previamente a implantarlo en la mujer porque si no tiene ningún problema genético, podemos aumentar las posibilidades de embarazo. Consiste en realizar una biopsia al embrión, que es como coger un pedacito una vez fecundado, al tercer o al quinto día, para analizar sus cromosomas y así colocar en la mujer aquellos embriones sanos, disminuyendo de esta forma la tasa de aborto, lo que acortaría el tiempo hasta conseguir un recién nacido vivo en nuestras pacientes de 40 años para arriba.

Se llama DGP a la biopsia que se le hace al embrión, bien tres días después de fecundarlo, bien cinco días después (que es lo que ahora se tiende a hacer) para descartar si el embrión está enfermo o no de alguna enfermedad hereditaria. Es distinto del SGP o Screening Genético Preimplantacional, que es la biopsia que se le hace al embrión cuando queremos descartar que tenga alguna alteración cromosómica, por la edad avanzada por ejemplo, pero no porque sepamos que los progenitores son portadores o enfermos de alguna enfermedad que queremos descartar.

De los 9.000 ciclos de DGP-SGP que se han realizado en España, más del 43,5% se han hecho por edad materna avanzada.

Tasa de embriones aneuploides (no correctos cromosómicamente)	40 años	44 años
%	79%	90%

• Subir las dosis de gonadotropinas:

Las gonadotropinas son los medicamentos que usamos en la FIV para obtener un mayor número de ovocitos y lo lógico sería pensar que si aumentamos la dosis, tendremos una mayor respuesta, pero esto no siempre es así. Aunque intentamos dar dosis máximas, el ovario, cuando su reserva es baja, no consigue hacer crecer muchos más folículos (estructura redondeada donde están dentro los ovocitos en el ovario); en ocasiones, estos folículos pueden no contener ovocito, a pesar de que aspiremos su contenido.

Por este motivo, en muchos centros no se administran dosis altas de gonadotropinas al tener la misma respuesta que con dosis más bajas; de hecho, existen pautas de mínima estimulación (dosis muy bajas de hormonas) buscando una respuesta escasa, ya que se argumenta que el resultado será el mismo y la paciente no se habrá administrado una dosis elevada de fármacos, y habrá ahorrado dinero comprando menos medicación.

• Usar medicación con efecto LH (hormona luteinizante):

En algunas publicaciones científicas se afirma que dar gonadotropinas, no solo con acción FSH sino también con efecto LH, puede mejorar los resultados de nuestras pacientes añosas o con baja reserva ovárica.

• Androgenización ovárica:

Que significa darle hormonas androgénicas (hormonas que tienen en mayor cantidad los hombres, aunque también las fabrican las mujeres). Se sabe que dando testosterona (una hormona androgénica) los ovarios se hacen más grandes y con mayor número de folículos, por eso se pensó que administrárselo a una paciente durante un tiempo previo a la FIV (1-2 meses) podría ser beneficioso y obtener un mayor número de ovocitos.

La testosterona se administra en forma de gel o en forma de parches, durante al menos 1-2 meses previos a la realización del ciclo de FIV y ha demostrado mejorar los resultados en estas pacientes.

- **Estrógenos en el ciclo anterior.** Desde la tercera semana del ciclo menstrual anterior a comenzar el ciclo de FIV se administra a la paciente estrógenos vía oral hasta un día antes de empezar a pincharse. Se utiliza para tener en reposo el ovario antes de iniciar el ciclo y poder planificar el comienzo de los ciclos. Esto parece que puede ayudar a tener un mejor resultado en pacientes con bajas expectativas de éxito.

- **Corifolitropina alfa.** Es un tipo de hormona, similar a la FSH, que tiene una acción durante 7-8 días con un solo pinchazo (y no diariamente como se administran el resto de hormonas). En algunos trabajos se recomienda utilizarla en pacientes con bajas expectativas de respuesta, pues al mantener estables los niveles durante estos días, parece que pudiera mejorar los resultados en algunas de nuestras pacientes menos jóvenes.

• **Ciclo natural:**

El ciclo natural (sin usar ninguna hormona), con o sin mínima estimulación, puede ser considerada una opción barata y fácil para las pacientes con baja respuesta.

Ahora bien, es más probable que se cancelen más ciclos por falta de respuesta. Se aprovecha la ovulación natural de cada ciclo de la paciente para aspirar ese folículo y fecundarlo con el semen de su pareja o donante.

• **Acúmulo de ovocitos:**

Significa acumular (sumar) e ir congelando en varios ciclos los poquitos ovocitos que se consigan, juntarlos todos y fecundarlos luego con el semen del marido, pareja o donante para tener más opciones de tener algún embrión para transferir.

Esto hace que las pacientes no se desanimen e incluso poder tener suficientes embriones que incluso podrían ser biopsiados (analizados).

• **Experimentales:**

Existen muchas otras terapias que se han propuesto como alternativa para mejorar los resultados en las pacientes más mayores, algunas experimentales y otras que todavía no han demostrado su eficacia. Enumeraré dos de ellas por su curiosidad o novedad:

1. **La terapia con mitocondrias,** que son una parte de la célula que se encarga, entre otras muchas funciones, de generar energía y que se ha involucrado en el envejecimiento.

   – Hay trabajos que experimentaron con la donación de mitocondrias de una donante, aunque actualmente esta técnica está prohibida, ya que en la mitocondria existe ADN de la otra mujer y han nacido niños con ADN de tres progenitores, lo que se publicó como «niño con tres padres». Realmente esto no es así, porque el ADN de la mitocondria es muy escaso, pero debido a que no sabe realmente qué puede llegar a pasar, actualmente no está permitido.

   – En otras ocasiones se ha realizado con mitocondrias de la propia paciente.

2. **Trasplante de útero:**

   Muchas mujeres han nacido con el útero malformado o sin él, o con el paso de los años, ha sido necesario extirpárselo por miomas, sangrados etc, lo que es cada vez más frecuente en mujeres dentro de la década de los 40. Por este motivo surgieron investigadores que han desarrollado esta técnica. Ya han nacido en el mundo más de una docena de niños mediante este novedoso procedimiento, sin haberse evidenciado hasta el momento ninguna complicación en los niños nacidos tras esta técnica.

El primero en conseguirlo fue Brännström y su equipo, un médico sueco que llevaba muchos años trabajando en ello en experimentación animal.

Se han realizado con úteros donados por familiares pero también ya con úteros de donante cadáver.

España, país líder en el trasplante de órganos, todavía no ha autorizado este tipo de cirugía, pero espero que pronto sea una realidad, para dar la oportunidad a muchas mujeres de gestar sus propios hijos, que de otra manera no podrían.

DONACIÓN DE ÓVULOS

En ocasiones, cuando las expectativas de éxito son muy bajas, ya sea porque han fracasado varios intentos de FIV con sus propios óvulos, ante una edad de 44 años o más, o bien porque nos encontramos ante unos marcadores de reserva ovárica muy bajos o incluso en pacientes que ya no tienen la regla (porque su sistema reproductor ha dejado de funcionar), se plantea utilizar los óvulos de otra mujer. Es lo que llamamos la donación de óvulos u ovodonación.

No en todos los países está permitida la donación de ovocitos, pero España es uno de los países líderes en este sector, donde se lleva realizando muchos años y se tiene mucha experiencia al respecto.

Solo el año pasado (2017) se realizaron en España más de 16.000 ciclos con óvulos de donante, y más de 11.000 se han realizado en mujeres de más de 40 años, con una tasa de gestación de alrededor de un 50% , mucho mayor que cuando la paciente utiliza sus propios óvulos.

En la Sanidad Pública, en Madrid, solo se realiza si se ha producido un fallo ovárico precoz (se ha retirado la regla de forma anticipada) antes de los 36 años.

En la medicina privada hay muchos centros que lo realizan, lo que ocurre es que es una técnica cara. A día de hoy, su precio ronda unos 9.000 euros.

En ocasiones, se recurre a la donación de semen y de óvulos dentro de una misma pareja cuando la calidad seminal también está afectada. Es lo que se conoce como «doble donación».

La donación de óvulos o de semen se realiza de manera voluntaria, altruista y anónima para pacientes que lo necesitan.

Características y controles de los donantes:

• Las donantes de ovocitos deben tener entre 18 y 35 años de edad.

- Los donantes de semen deben tener entre 18 y 50 años de edad. La donación es anónima, es decir, no puede existir conocimiento entre receptora y donante ni en el presente ni en el futuro. Implica que la mujer nunca podrá conocer, ver o elegir a las personas que darán sus gametos.

Tanto los donantes de semen como las donantes de ovocitos, en España, están seleccionados a través de una estricta evaluación médica. Antes de poder dar sus óvulos, la donante deberá realizar varias pruebas para confirmar el correcto funcionamiento ovárico, la ausencia de enfermedades infecciosas y problemas genéticos:

- Se les realiza una analítica de sangre para descartar enfermedades transmisibles: VIH, hepatitis C, B, etc.
- Se realiza un cariotipo (estudio de sus cromosomas) para descartar anomalías cromosómicas. Incluso recientemente se puede realizar un test de compatibilidad genética con el marido de la receptora de óvulos para descartar que no sean ambos (donante y marido) portadores de enfermedades hereditarias que pudieran dar lugar a niños enfermos.
- Un examen ginecológico: se efectúa a las donantes una citología, cultivos y ecografía ginecológica.
- Se formalizan además entrevistas con el médico para confirmar la ausencia de enfermedades genéticas en los antecedentes personales o familiares.
- Asimismo, se cuenta con una visita del psicólogo para evaluar la salud mental de la persona donante.

Existe ya un Registro Internacional de Donantes para saber cuántas veces ha donado una misma persona en diferentes centros, para que no nazcan más de seis niños de una misma donante (número máximos de niños que en España se permite que nazcan de un mismo donante).

A la donante se le estimula con hormonas inyectables (como para un ciclo de FIV), se realiza la aspiración de sus ovocitos, que se pondrán en contacto con el semen de la pareja receptora (que gestará) o semen de donante.

En la mujer receptora puede aprovecharse su ciclo natural para transferir el embrión o bien mediante lo que se llama un ciclo «substituido» a través de medicación oral o en parches (ya no suele pincharse), con lo que generamos de forma artificial como un nido donde transferir el embrión. Este último procedimiento es el que se utiliza cuando la mujer ya no tiene reglas.

A muchas mujeres les cuesta aceptar el hecho de no haber utilizado sus propios óvulos y, en ocasiones, existe un «duelo» hasta que se admite (o no) esta situación. Yo no he encontrado a ninguna mujer hasta ahora que cuando ve a su recién nacido haya tenido ningún conflicto al haber tenido que recurrir a la donación de óvulos.

Se sabe que se comparten muchos genes cuando se gesta a un hijo, y que se activan e inactivan muchos de ellos a partir de la convivencia madre-hijo intrauterina, es lo que se llama «epigenética».

Además, se sabe que pasan muchas células fetales al torrente sanguíneo de la madre ya desde los primeros meses, luego «los hijos pasan a formar parte del cuerpo de sus madres». De hecho, este conocimiento ha permitido que se pueda aprovechar para estudiar mediante un análisis de sangre el ADN del feto y poder descartar durante el embarazo si es bebé es portador de alguna alteración cromosómica.

Existen publicaciones recientes en las cuales queda demostrado que el feto (ya sea gestado con óvulos propios o de donante), provoca múltiples beneficios en la salud materna. Es lo que se conoce como microquimerismo fetal. Las células fetales son capaces de:

- Regenerar tejidos dañados y por ejemplo favorecer la cicatrización de las heridas. Yo misma experimenté cómo una cicatriz mía de aspecto queloideo (engrosado, que sobresalía de mi piel) tras el embarazo, desaparecía y se convertía en una cicatriz normal.
- Proteger del cáncer: se ha relacionado con una mayor protección frente al cáncer de mama.
- Curar enfermedades: las células fetales pueden colonizar (invadir) tejidos dañados por un virus, por ejemplo, y reparar el tejido materno dañado. Incluso algún trabajo afirma que pueden llegar al cerebro y proteger del Alzheimer.

Por tanto, cuando se gesta un bebé con óvulos donados, no solo la madre es la portadora uterina de ese niño, sino que convive con él nueve meses, lo alimenta, lo cuida y comparten muchas células que determinarán el desarrollo de ese nuevo ser.

DONACIÓN O ADOPCIÓN DE EMBRIONES

Existe otra opción más para ser padres. Cuando una pareja o mujer ha satisfecho sus deseos genésicos, pero todavía tiene embriones criopreservados (congelados) y ya no quiere tener más hijos, la legislación española ofrece tres opciones más:

- **Destruir esos embriones** (solo se podrá realizar cuando la mujer haya finalizado su período reproductivo, es decir, cuando alcance la menopausia).
- **Cederlos para investigación**: aunque lo cierto es que la regulación normativa de los ensayos clínicos con preembriones es muy estricta en España y por tanto casi nunca se derivan a esta posibilidad.
- **Donarlo a otras parejas** (en el caso de que la mujer que aportó sus óvulos fuera menor de 35 años).

Existen muchísimos embriones congelados en el mundo a los que no se les da salida. En España se sabe que hay más de 485.000 embriones congelados en los centros, tanto públicos como privados. Algunos en espera de ser utilizados por sus progenitores cuando quieran tener más descendencia, pero otros almacenados durante años y sin darles una solución.

Tan solo se han realizado en España alrededor de unos 2.400 ciclos, con una tasa de parto de alrededor del 30% (datos del Registro de la Sociedad Española de Fertilidad de 2016).

Como existe la posibilidad de donarlos a otras parejas, es como si se adoptara un embrión. Esta opción tiene una serie de ventajas y desventajas:

- **Ventajas**:
– Es un procedimiento más sencillo, la paciente no debe pincharse

como para una estimulación para una FIV.

– Más económico que una donación de ovocitos o doble (de semen y óvulos).

– Más rápido que una adopción. Por desgracia, los tiempos de espera para adopción son enormes y en ocasiones costosos. Además, en muchos países solo se permite una diferencia de 40 años con el hijo, lo que determina que el hijo en una pareja de 45 años, por ejemplo, tendrá como poco cinco años y muchas parejas desean un bebé. De esta forma, adoptando un embrión, nos aseguramos de que el niño será un recién nacido.

– Control prenatal: muchas mujeres optan por esta opción porque pueden realizar un control del ambiente que recibirá el niño intraútero: exposición a tóxicos (tabaco, drogas), alimentación, descanso, etc.

– Damos salida a los miles de embriones que permanecen congelados sin generar nuevos embriones.

– No dar explicaciones a nadie del origen de ese niño: la madre lo gesta como cualquier otra gestación espontánea.

• **Desventajas:**

– En ocasiones son embriones generados por una pareja que ya tenía problemas de esterilidad (por ejemplo, factores masculinos severos). Hay publicaciones científicas que afirman que por tener ya esterilidad pueden verse incrementadas las complicaciones en estos neonatos. Pero esta afirmación no es compartida por toda la población científica y la probabilidad de que esto ocurra es muy, muy pequeña, y, además, en ocasiones se han generado estos embriones susceptibles de ser donados de una doble donación (óvulos de mujer joven sana y de banco de semen, varón joven y sano) .

– Existen muchos niños ya nacidos para adoptar.

– No aportan sus propios gametos.

– No te aseguras el éxito de la técnica, pues las probabilidades de éxito de esta técnica se sitúan alrededor de un 30% en embriones sin Screening Genético Preimplantacional (SGP), pero puede llegar a un 50% en embriones de cinco días con SGP.

– En útero con malformaciones, miomas, etc., donde la implantación del embrión puede verse disminuida, las posibilidades de éxito son menores, y este hecho es más prevalente en mujeres a partir de los 40 años.

Todas las opciones para ser padres con 40 años o más son correctas. Cada pareja en función de su situación debe decidir por cuál se decantará. Lo importante es sentirse asesorado y acompañado en este, en ocasiones, largo y siempre complicado camino.

Bibliografía
» Pfeffer G., Majamaa K., Turnbull D.M., Thorburn D., Chinnery P.F. Treatment for mitochondrial disorders. Cochrane Database Syst Rev. 2012 Apr 18; (4): CD004426.
» Brännström M. et al. Transplantation. (2018). Uterus Transplantation: A Rapidly Expanding Field.
» Oocyte or embryo donation to women of advanced reproductive age: an Ethics Committee opinion. Ethics Committee of the American Society for Reproductive Medicine. Electronic address: ASRM@asrm.org; Ethics Committee of the American Society for Reproductive Medicine. Fertil Steril. 2016 Oct; 106 (5):e3-e7.
» Lee H.L. et al. Diagnóstico genético preimplantacional: In vitro fertilization with preimplantation genetic screening improves implantation and live birth in women age 40 through 43. J Assist Reprod Genet. (2015).

ABREVIATURAS

- **FIV** (Fecundación In Vitro).
- **INE** (Instituto Nacional de Estadística).
- **TRA** (Técnicas de Reproducción Asistida).
- **Estudio preconceptivo** (antes del embarazo).
- **IMC** (Índice de Masa Corporal)
- **Mioma**: nódulo duro de mayor o menor tamaño que le sale al útero.
- **Pool**: almacén o fuente (referido a número de ovocitos que quedan en el ovario).
- **Ciclos ovulatorios**: es decir, que se consiga que cada mes se ponga en marcha todo el mecanismo para que salga del ovario un ovocito que pueda ser fecundado.
- **Ovocito**: célula de la mujer que se precisa para que, juntándose con el espermatozoide del varón, se forme el embrión.
- **Dotación folicular**: número de sacos de pequeño tamaño llenos de líquido dentro de los cuales están los ovocitos.
- **Atresia**: muerte de una célula.
- **Menarquia**: la primera regla de nuestra vida.
- **Exposición coital**: relaciones sexuales sin utilizar medidas anticonceptivas.
- **Ovodonación**: óvulos de una donante.
- **OMS** (Organización Mundial de la Salud).
- **RFA** = recuento de folículos antrales: número de posibles folículos del ovario que se ven en una ecografía realizada al principio del ciclo.
- **AHM** = hormona antimulleriana. Es la hormona que con mayor sensibilidad valora la reserva del ovario.
- **ICSI** = microinyección espermática. Técnica para fecundar los ovocitos, introduciendo el espermatozoide dentro del ovocito
- **Endometriosis**: enfermedad en la que se tiene la regla fuera de su sitio.
- **FSH basal**: hormona folículo estimulante que se fabrica en una glándula del cerebro.

• **Estradiol**: otra hormona femenina fabricada fundamentalmente en el ovario

• **Hormona antimulleriana**: hormona fabricada en el ovario. Es la más sensible para valorar la reserva ovárica.

• **Disruptores Endocrinos (DE)**: sustancias que actúan como hormonas pero que no lo son y que pueden llegar a interferir en el funcionamiento de nuestro propio organismo.

• **Gametos**: espermatozoides u óvulos.

• **BPA (bisfenol A)**: sustancia utilizada para la fabricación de plásticos.

• **ADN**: ácido desoxirribonucleico, proteína que se encuentra en el núcleo de las células y constituye el principal constituyente del material genético de los seres vivos.

• **ARN**: ácido ribonucleico, ácido nucleico que participa en la síntesis de las proteínas y realiza la función de mensajero de la información genética.

• **Radicales libres**: sustancias químicas muy reactivas que introducen oxígeno en las células, produciendo la oxidación de sus partes y alteraciones en el ADN.

• **Gonadotropinas**: medicamentos que se usan en la FIV para obtener un mayor número de ovocitos

• **LH (hormona luteinizante)**: otra hormona fabricada en una glándula del cerebro, la hipófisis y que está involucrada en la reproducción.

Segunda parte

Introducción

Es una realidad que estamos asistiendo a un aumento en la edad de las mujeres embarazadas. Lo que hace dos décadas nos parecía extraordinario, ver una embarazada de más de 40 años, hoy día es un hecho bastante común.

¿Y esto por qué es así? Todos sabemos que en países como España y la gran mayoría del resto de Europa y Norteamérica, las mujeres posponen cada vez más la edad de la gestación, priorizando en alcanzar cotas más altas a nivel laboral o una buena posición económica que les permita formar una familia. Debido al incremento del uso de métodos anticonceptivos, también se ha conseguido retrasar la maternidad. Además, hoy en día está cambiando el modelo de familia, y cada vez nos encontramos en la consulta a más madres solteras, parejas de mujeres, segundos matrimonios, etc. Mujeres también que entran dentro de este grupo de madres de en torno a 40 años. Por tanto, no solo están aumentando las madres por encima de los 40 años, sino que se están sumando otros modelos de madres que antes no se contemplaban. Actualmente en España un 10% de las embarazadas tienen más de 40 años y cerca del 1% más de 45 años

Este hecho hace que la temeridad por el fin del reloj biológico vaya desapareciendo, porque todas tienen casos cercanos, bien en su trabajo, en su familia, en su círculo de amistades o en los medios de comunicación, que han sido madres más allá de los 40 años y se pasean con sus bebés con orgullo.

Las técnicas de reproducción asistida, y en concreto la donación de ovocitos, han hecho posible que muchas mujeres vean cumplidos su sueño de ser madres más allá de los 40 años. Por tanto, la maternidad a los 40 años se está normalizando cada vez más y este incremento, según los cambios sociodemográficos, parece que va a ir aumentado con los años venideros.

Pero ¿son tan normales estos embarazos como *a priori* se nos presentan? ¿Están las mujeres a partir de los 40 años preparadas para asumir el estrés físico y emocional que supone un embarazo? ¿Se consideran embarazos de alto riesgo? ¿Hay más complicaciones para la madre? ¿Y para el feto?

Qué duda cabe que estos embarazos suponen un reto para el obstetra y, sobre todo, para el cuerpo de la mujer, puesto que ponen a prueba un situación fisiológica, como es la gestación, a un organismo donde la edad reproductiva está terminándose.

Gracias a la madurez y la gran responsabilidad que se asume en una mujer a partir de los 40 años, junto con el estricto control de los ginecólogos y las matronas, la gran mayoría de estos embarazos llegan a buen término con una madre y un hijo sanos.

En este libro pretendemos explicar cuáles son las peculiaridades de estos embarazos en mujeres a partir de los 40 años, para tratar de ayudar a las embarazadas que estén viviéndolo o se estén planteando un gestación. Esperamos que os sea de utilidad.

¿Tengo más riesgo de tener un aborto?

Las mujeres con más edad tienen mayor riesgo de aborto. Aunque no hay una edad a partir de la cual se incremente de forma significativa este riesgo de abortar, sí parece que los cuarenta es una edad donde el aborto en el primer trimestre, entre las 6 y las 14 semanas de embarazo, está aumentado con respecto a las mujeres más jóvenes.

En un estudio realizado en Estados Unidos en el año 2006, analizaron el riesgo de aborto espontáneo en mujeres sometidas a técnicas de reproducción asistida con ovocitos propios. Como podéis ver en el gráfico, hasta los 35 años, el riesgo de aborto es similar en este grupo de mujeres, no superando el 14%. Sin embargo, a partir de los 35 años se va incrementando el riesgo de aborto en el primer trimestre, alcanzando un 28% a los 40 años y un 53% en aquellas mujeres mayores de 43 años[1].

Estos porcentajes son similares a otros estudios publicados en mujeres que se embarazaron espontáneamente sin técnicas de reproducción asistida.

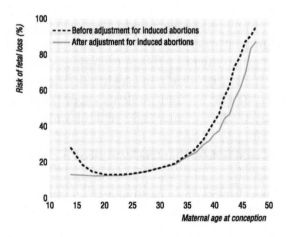

En otro estudio realizado en Escandinavia, los porcentajes son parecidos: entre un 11-15% de abortos en la mujeres menores de 35 años, un 25% entre las de 35 y los 39 años, un 51% entre las de 40 y los 44 años y un 93% a partir de los 45 años[2]. Todas estas gestaciones fueron conseguidas de forma espontánea sin ovocitos de donante.

Pero todos estos resultados se refieren a la tasa de abortos en general, desde que una mujer se hace la prueba de embarazo, muchas veces sin haberse llegado a ver en la ecografía el saco gestacional ni el embrión. Por tanto, si estratificamos un poco más la población y tenemos en cuenta solo los casos de aborto en los que se vio un embrión con latido cardiaco (a las 7 semanas de embarazo) y luego se confirmó la ausencia del mismo, los porcentajes de abortos son más bajos: un 13% entre los 35 y 37 años, un 19,8% entre los 38 y 40 años, un 29,9% entre los 41 y 42 años y más de un 36,6% en las mujeres mayores de 42 años. Aun así, el porcentaje de abortos sigue aumentando progresivamente a partir de los 40 años.

¿Cuáles son las causas de estos abortos tempranos?

Fundamentalmente, las alteraciones genéticas (sobre todo trisomías, como la trisomía 16) y la mala calidad del ovocito a partir de los 40 años. Por este motivo, teniendo en cuenta el elevado número de abortos en mujeres de esta edad, las clínicas de reproducción humana recomiendan la realización de una Fecundación in Vitro con ovocitos de donante a partir de los 40-45 años, sobre todo si ha habido abortos previos o fallos de implantación con ovocitos propios. De las causas genéticas se hablará más extensamente en el capítulo siguiente.

Además, las características morfológicas del útero de una mujer a partir de los 40 años, así como la alteración de la función hormonal, contribuyen a incrementar el riesgo de abortos.

¿Existe más riesgo de embarazos ectópicos o extrauterinos?

En términos generales, el riesgo de tener un embarazo ectópico en estas edades está aumentando entre cuatro a ocho veces en comparación con mujeres más jóvenes. Según un estudio realizado en Estados Unidos en el año 2000, la tasa de embarazos ectópicos entre los 40 y 44 años era de un 5,8%, y por encima de los 45 años mayor de un 7%, en comparación con mujeres menores de 30 años en las que el porcentaje era de 1,5%[3].

Estas tasas son un poco mayores en la población escandinava, según la gráfica que se muestra[2].

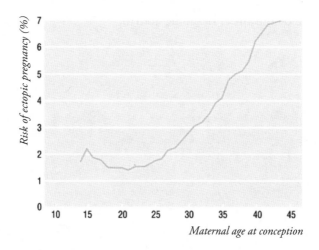

Maternal age at conception

La causa de este incremento de gestaciones extrauterinas se debe al acúmulo de factores de riesgo para este tipo de embarazos a lo largo de los años, como haber tenido diferentes parejas sexuales, con el riesgo incrementado de infecciones de transmision sexual, infecciones pélvicas o patología de las trompas uterinas.

¿Qué puedo hacer para disminuir el riesgo de aborto?

• Si estoy entre los 40 y los 45 años:
Lo primero que podemos aconsejarte es intentar embarazarte de manera espontánea. Si tras pasado un periodo razonable de entre seis meses y un año no consigues embarazarte, lo mejor es que recurras a una técnica de reproducción asistida con ovocitos propios si estás más cerca de los 40 años o de ovocitos de donante si estás más cerca de los 45 años.

- Si soy mayor de 45 años:
  Ya sabes que es muy difícil que te embaraces espontáneamente, y si así ocurre, el riesgo de aborto es muy alto. Si aun así quieres intentarlo de manera espontánea, prueba unos seis meses. Si en ese periodo no te has embarazado, nuestra recomendación es ir directamente a una Fecundación in Vitro con ovocitos de donante. Esta es la manera más eficaz, no solo de embarazarte, sino de disminuir el riesgo de aborto.

Bibliografía
» [1] Reproduced from: Centers for Disease Control and Prevention, American Society for Reproductive Medicine, Society for Assisted Reproductive Technology. 2006 Assisted Reproductive Technology Success Rates: National Summary and Fertility Clinic Reports, Atlanta: Centers for Disease Control and Prevention, 2008.
» [2] Nybo Andersen A.M., Wohlfahrt J., Christens P. et al. Maternal age and fetal loss: population based register linkage study. BMJ 2000: 320: 1708-12.
» [3] Farr S.L., Schieve L.A., Jamieson D.J. Pregnancy loss among pregnancies conceived through assisted reproductive technology, United States, 1999-2002. Am J Epidemiol. 2007 Jun; 165 (12): 1380-8. Epub 2007 Mar 10.

¿Tengo más riesgo de tener un bebé con alteraciones cromosómicas?

LA TRISOMÍA 21 O EL SÍNDROME DE DOWN

La alteración cromosómica más conocida es la Trisomía 21 o síndrome de Down. La incidencia del síndrome de Down aumenta con la edad materna. Así, la probabilidad de síndrome de Down a los 30 años es de 1 por cada 1.000 recién nacidos, a los 35 años de 1 por cada 400, a los 40 años de 1 de cada 105 y a los 49 años de 1 por cada 12 recién nacidos.

Los defectos del cromosoma 21 han sido objeto de múltiples estudios y lo que sí está claro es que no se deben a factores medioambientales. Hoy en día se sabe es que en el 88% de los casos, el cromosoma 21 extra es aportado por la madre, en el 8% por el padre y en un 2% restante por defectos de la división celular durante la fecundación. La probabilidad de que un gameto femenino (es decir, el ovocito de la madre) contenga una copia extra del cromosoma 21 se incrementa con la edad. Por tanto, la edad materna es un factor de riesgo para tener un hijo con síndrome de Down.

A continuación se expone el riesgo de tener un hijo con síndrome de Down a partir de los 40 años:

EDAD MATERNA	RIESGO DE SÍNDROME DE DOWN
40	1 de cada 105
42	1 de cada 60
44	1 de cada 35
46	1 de cada 20
48	1 de cada 16
49	1 de cada 12

*Datos obtenidos del IVI (Instituto Valenciano de Infertilidad).

A la vista de estos datos, las madres que tienen 40 años y están embarazadas podrían asustarse mucho. Pero los resultados pueden leerse o bien «tengo un riesgo de un 1 por 100 de que mi hijo tenga síndrome de Down», o bien, «tengo un 99% de probabilidades de que mi hijo está sano». Cambiar la manera de leerlo no quita el riesgo, pero nos da un punto de vista más optimista y ayuda a la madre a pensar en positivo de que todo va a ir bien. Esto ayudará a disfrutar más del embarazo y a quitar parte de la ansiedad con la que la madre empieza su gestación.

LA TRISOMÍA 18 (SÍNDROME DE EDWARDS) Y LA TRISOMÍA 13 (SÍNDROME DE PATAU)

La trisomía 18 (síndrome de Edwards) y la trisomía 13 (síndrome de Patau) son la segunda y tercera cromosomopatías en frecuencia después de la trisomía 21. A diferencia con el síndrome de Down, el síndrome de Edwards y el síndrome de Patau son alteraciones letales. La gran mayoría mueren intraútero o tras el nacimiento a los pocos días de vida, aunque hay casos descritos de síndrome de Edwards que han vivido hasta un año.

Estas trisomías también aumentan con la edad materna.

ALTERACIONES DE LOS CROMOSOMAS SEXUALES

Dentro de las aneuploidías relacionadas con las alteraciones sexuales, los cariotipos que expresan un cromosoma sexual más como el 47,XXY o el 47,XXX sí aumentan con la edad materna. Sin embargo, el síndrome de Turner o la monosomía X (con cariotipo 45X por ausencia de un cromosoma X en el par sexual de las niñas), no se ha visto que aumente con la edad y es frecuente encontrarlo en gestantes jóvenes.

Otras trisomías o triploidías menos frecuentes parecen que también aumentan con la edad. La rareza de estas trisomías se debe a que dos tercios de estas gestaciones se pierden antes de la semana 15 de gestación, y a su diagnóstico se llega tras el estudio genético de los restos abortivos.

¿ES NECESARIO QUE ME HAGA UNA AMNIOCENTESIS POR TENER MÁS DE 40 AÑOS?

Es cierto que hasta el año 2007, la edad materna avanzada (mayor o igual a los 35 años) se consideraba un criterio para realizar una amniocentesis genética a las gestantes. Pero desde que el cribado combinado del primer trimestre se implementó en el año 2007 y se protocolizó en la mayoría de los países en el año 2009, la práctica de la amniocentesis por la sola indicación de la edad materna ha disminuido drásticamente. Este cribado combinado reúne en la misma prueba la edad materna (o edad de la donante de ovocitos), la medida de la traslucencia nucal (grosor de la nuca) en la ecografía en torno a la semana 12 y los resultados de los marcadores bioquímicos de la PAPPA (Proteína A plasmática asociada al embarazo) y la Beta HCG (hormona gonadotrofina coriónica humana).

Estos resultados nos dan la probabilidad de que el bebé tenga síndrome de Down o síndrome de Edwards, que como ya se ha explicado, son las alteraciones genéticas más frecuentes. Según el resultado del cribado combinado, se considera un riesgo alto para los síndromes descritos si es inferior a 1/100, un riesgo intermedio entre 1/100 y 1/1.000 y riesgo bajo si es superior a 1/1.000.

Hasta el año 2015, aproximadamente, algunos ginecólogos seguían aconsejando la amniocentesis en todas la mujeres a partir de los 40 años, por el mayor riesgo de alteraciones genéticas que la edad avanzada condiciona. Algunas sociedades médicas también dejaban abierta esta opción a criterio del ginecólogo. Sin embargo, la gran mayoría de la veces, se aconseja a la gestante realizarse el cribado combinado y si el resultado informa de un riesgo alto para síndrome de Down o el de Edwards, entonces realizar una amniocentesis. Como es de suponer, este riesgo alto de síndrome de Down o de Edwards siempre está más aumentado en gestaciones espontáneas o con técnicas de reproducción asistida con ovocitos propios, en comparación con las que vienen de una Fecundación in Vitro con ovocitos de donante, que suelen tener entre 20 y 30 años.

También es verdad que debido al conocimiento del aumento de las alteraciones genéticas en los bebés de madres de edad avanzada, en muchas clínicas de fertilidad ya están ofreciendo el diagnóstico genético preimplantacional antes de la transferencia embrionaria para transferir solo los embriones euploides, es decir, normales cromosómicamente.

¿ME DEBO HACER LA PRUEBA EN SANGRE DE DETECCIÓN DE ADN FETAL O TEST PRENATAL NO INVASIVO?

Esta prueba consiste en la realización de un análisis de sangre en la madre para estudiar fracciones de material genético fetal.

Para contestar a esta pregunta nos serviría la misma contestación que para la amniocentesis: si el cribado combinado arroja un resultado de un riesgo alto o intermedio para síndrome de Down o de Edwards, sí estaría indicada esta prueba. El problema es que a día de hoy muchos hospitales públicos no financian esta prueba, y los que lo hacen, solo lo cubren en casos de riesgo intermedio, pues en casos de riesgo alto <1/100 se indica la biopsia corial (obtención de una muestra de placenta) o la amniocentesis (extracción de líquido amniótico).

Como ventaja de esta prueba, es que al no ser invasiva, el riesgo para el embarazo es mínimo. Además, se puede realizar más precozmente que una amniocentesis, sobre la semana 10 de gestación, mientras que para una amniocentesis hay que esperar hasta la semana 15. El resultado tarda una semana.

Por el contrario, al no estar financiada, si los padres desean hacérsela por ansiedad o preocupación debido a la edad avanzada de la gestante, deben pagarla ellos y el coste no es bajo. En algunos hospitales públicos realizan el test no invasivo a gestantes mayores de 40 años que no se hayan hecho el cribado combinado.

Conviene aclarar que la tasa de detección de la trisomía 21 es de un 95% con el cribado combinado y cerca del 99% con la detección no invasiva de ADN fetal en sangre materna. Sin embargo, la tasa de detección de las trisomías sexuales (47,XXX o 47,XYY), que hemos dicho que también son más frecuentes en mujeres de edad avanzada, solo alcanza un 30% con el cribado combinado, mientras que está cercano al 99% en las técnicas no invasivas.

Por la alta tasa de detección de las trisomías 13, 18 y 21, y de las anomalías ligadas al par sexual con un test de ADN fetal en sangre materna, muchos ginecólogos recomiendan su realización a partir de los 40 años. Sin embargo, me gusta aclarar a mis pacientes que esta prueba no descarta otras anomalías genéticas (como las deleciones, excesos, defectos o traslocaciones de material genético) a no ser que se soliciten aparte con otro coste añadido. Aún así, la tasas de detección de otras alteraciones genéticas con los test no invasivos son bastante más bajas que para las trisomías 13, 18 y 21. Tampoco descartan que el bebé tenga una malformación, como una cardiopatía, que puede diagnosticarse posteriormente. Es decir, tener una prueba de ADN fetal en sangre materna estándar descarta o diagnostica las alteraciones genéticas más frecuentes (aneuplodías), pero NO garantiza un hijo sano.

En general, podemos afirmar que las alteraciones cromosómicas aumentan con la edad materna pero disminuyen con las semanas de gestación, puesto que muchos acaban en abortos en el primer trimestre o en muertes fetales en el segundo o tercer trimestre, debido a las malformaciones severas inherentes a la alteración genética. Por eso, si prefieres quedarte más tranquila, no sería insensato que te hicieses una prueba de ADN fetal en sangre materna.

Fuente
» Fetal Medicine Foundation.

¿Tengo más probabilidad de tener un bebé con malformaciones?

Como ya te hemos contado, el riesgo de tener un bebé con ciertas alteraciones cromosómicas, como el síndrome de Down, es mayor. Por eso, la gran mayoría de las malformaciones físicas en hijos de madres mayores de 40 años están asociadas a una alteración genética.

Sin embargo, recientemente, se ha publicado que el riesgo de tener un bebé con una malformación (sin alteración genética) también se incrementa conforme aumenta la edad materna[1]. En particular, las malformaciones cardíacas (cardiopatías) son las más frecuentes en mujeres de edad avanzada, siendo cuatro veces más frecuentes en mujeres por encima de los 40 años en comparación con embarazadas de 25 años.

También los estudios han visto un mayor riesgo de hernia diafragmática congénita en bebés de madres mayores de 40 años[1]. La hernia diafragmática congénita es un defecto en el cierre del diafragma, de tal manera que existe un agujero por el que se hernian vísceras de la cavidad abdominal, como el estómago, el hígado o el intestino, a la cavidad torácica, comprimiendo los pulmones

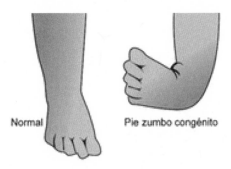

Normal   Pie zumbo congénito

del bebé e impidiendo su desarrollo. Estos bebés tienen que ser operados al nacimiento.

Otras de las malformaciones fetales que más se asocian a la edad materna avanzada son los pies zambos o equinovaros, en el que uno o los dos pies se encuentran torcidos hacia dentro. Afortunadamente este defecto se cura con tratamiento ortopédico al nacimiento.

En un estudio realizado en Estados Unidos sobre más de un millón de embarazadas de diferentes edades, se comprobó que en los bebés de madres de edades avanzadas estaba aumentando el riesgo de alteraciones cardiacas (sobre todo atresia de la válvula tricúspide y alteraciones de la parte derecha del corazón) y alteraciones en los genitales masculinos como hipospadias (el orificio de la orina se sitúa en otra localización). También este estudio describe un riesgo alto de malformaciones como la espina bífida, defectos en la orejas, labio leporino y defectos en los genitales femeninos de los fetos de madres muy jóvenes, menores de 20 años[2].

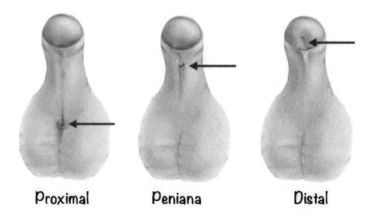

Proximal   Peniana   Distal

Pero ¿por qué existe este riesgo más elevado de malformaciones fetales con la edad? La causa no está clara y los distintos autores no se ponen de acuerdo. Dentro de las explicaciones que se dan, está el riesgo aumentado de obesidad con la edad y de desarrollar diabetes gestacional (como se explicará más adelante) lo que puede asociarse a mayor riesgo de cardiopatías congénitas cuando la diabetes está mal controlada. También se ha propuesto la asociación al tabaco en mujeres de edad avanzada (un 30% en mayores de 40 años), pero eso era en estudios de principios del siglo XXI y hoy en día ese perfil ha cambiado y menos de un 10% de las embarazadas fuman. Lo que parece evidente, es que la calidad del ovocito va empeorando y eso potencialmente deriva en fetos con más riesgo de malformaciones.

Lo que sí debes saber es que, aunque existe un riesgo un poco más elevado de tener un bebé con una malformación, no es tan alto como el de tenerlo con una alteración genética.

¿EXISTE EL MISMO RIESGO DE MALFORMACIONES SI ME SOMETO A UNA FECUNDACIÓN IN VITRO QUE SI ME EMBARAZO ESPONTÁNEAMENTE?

Los resultados expuestos anteriormente se refieren a gestaciones espontáneas. Pero ¿qué ocurre tras una técnica de reproducción asistida? ¿Existe más riesgo de malformaciones fetales por el hecho de haber más manipulación?

Según los estudios publicados hasta la actualidad, parece que las técnicas de reproducción asistida aumentan un poco el riesgo de malformaciones fetales en comparación con las gestaciones concebidas espontáneamente, aunque la explicación de este incremento aún no está muy clara. Parece que puede estar relacionada con la propia infertilidad (tanto masculina como femenina), con el procedimiento de la técnica de reproducción asistida o con ambos. Aun así, no te agobies porque este riesgo no es mucho más alto: en un metanálisis de 46 estudios con más de 124.000 embarazadas tras técnicas de reproducción asistida, el riesgo de tener un hijo con algún defecto estructural era solo de 1,37 veces mayor con respecto a las gestaciones espontáneas[3]. Las anomalías más frecuentes encontradas en estos estudios fueron alteraciones a nivel del sistema nervioso central. Sin embargo, no encontraron diferencias entre las que se sometieron a Fecundación *in vitro* (FIV) o a Inyección Intracitoplasmática (ICSI).

¿CÓMO SE DIAGNOSTICAN LAS MALFORMACIONES FETALES?

La mejor manera de descartar una malformación en tu bebé es a través de la ecografía.

Desde el inicio de tu embarazo empezaremos a hacerte ecografías seriadas para ver mejor a tu bebé. El control ecográfico será un poco más estrecho y lo recomendable es hacer ecografías mensuales. En ellas se podrá ir viendo progresivamente el desarrollo de tu bebé así como su crecimiento. Cuando se diagnostica una malformación por ecografía y se quiere completar el estudio de la misma, se puede realizar una resonancia magnética fetal, que es una prueba inocua para tu bebé y puede aportar mucha información.

Recuerda que en un embarazo normal solo se recomiendan tres ecografías en todo el embarazo (una por trimestre).

Bibliografía
» [1] Hollier L.M., Leveno K.J., Kelly M.A., McIntire D.D., Cunningham F.G.. Maternal age and malformations in singleton births. Obstet Gynecol 2000; 96: 701-6.
» [2] Reefhuis J., Honein M.A.. Maternal age and non-chromosomal Barth defects, Atlanta 1968-2000: teenager or thirty-something, who is at risk? Birth Defects Res A Clin Mol Teratol 2004; 70: 572-9.
» [3] Wen J., Jiang J., Ding C., et al. Birth defects in children conceived by in vitro fertilization and intracytoplasmic sperm injection: a meta-analysis. Fertil Steril 2012; 97:1331.

¿Cuántas ecografías me harán en el embarazo?

Como ya te hemos explicado en el capítulo anterior, lo recomendable en una gestación única en pacientes menores de 40 años es hacer tres ecografías en todo el embarazo, alternando con alguna ecografía a final del segundo trimestre y otra al final del tercer trimestre. En tu caso, es sensato hacer un control más estrecho de tu gestación, tanto a nivel de visitas como a nivel de control fetal.

Por eso lo recomendable es hacer una ecografía mensualmente, aunque esto va a depender del protocolo que sigan en tu hospital o tu propio ginecólogo.

En cada ecografía, además de confirmar el latido cardiaco de tu bebé, se visualizarán todas las partes de su cuerpo y se comprobará que se están desarrollando correctamente.

De la misma manera, se comprobará que el crecimiento del bebé es el correcto conforme a sus semanas de gestación.

Te exponemos lo que se tiene que ver en las ecografías recomendadas para tu embarazo:

ECOGRAFÍA DE LA SEMANA 12

La ecografía de la semana 12 tiene especial interés, siendo la primera que se realiza en la mayoría de los centros públicos. Además de ver la viabilidad fetal (el latido de su corazón) y medir la longitud cráneo nalga para establecer la edad gestacional, esta ecografía nos permite diagnosticar grandes malformaciones y determinar el grosor del pliegue nucal.

La medida del pliegue nucal (técnicamente llamado traslucencia nucal) se considera un marcador de alteraciones genéticas, como el síndrome de Down o el Turner, y es la zona que queda por detrás del cuello del feto. Cuando el grosor es mayor de la media normal (generalmente en torno a los 3 milímetros en la semana 12) puede existir mayor riesgo de que se asocie a un feto con **síndrome de Down** y, por tanto, recomendarse la realización de una amniocentesis a partir de la **semana 15 de embarazo** o una **biopsia corial** en ese momento para confirmar el diagnóstico.

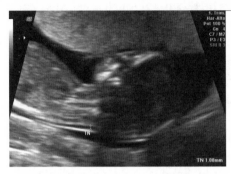

Feto de 12 semanas
Medida de la
traslucencia nucal.
A la derecha de
la imagen está
situada la cabeza.

ECOGRAFÍA DE LA SEMANA 16

En esta ecografía se valora no solo el latido cardiaco de tu bebé, sino que también se visualizan las mayoría de los órganos. Por eso ahora muchos expertos la llaman «ecografía morfológica precoz». Todavía es pronto para calcular el peso de tu bebé, aunque suele estar en torno a los 150-170 gramos.

Si algo tiene esta ecografía de emocionante es que con altísima probabilidad pueden decirte el sexo de tu bebé, que luego confirmarán en la ecografía de la semana 20.

Acuérdate de no ponerte cremas ni aceites en la tripa los días que vayas a hacerte una ecografía, pues se forma un película sobre la pared abdominal que impide que se transmitan correctamente los ultrasonidos y se vea a tu bebé con claridad.

Columna de feto
de 16 semanas.
Imagen del perfil
con la cabeza y
la parte superior
del tronco.

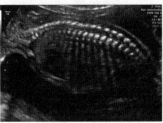
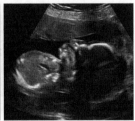

ECOGRAFÍA DE LA SEMANA 20

La ecografía morfológica o ecografía de la semana 20 se realiza entre las semanas 19 y 20 del embarazo. Es una prueba rutinaria que deben realizarse todas las gestantes, independientemente de su edad o de posibles factores de riesgo. En muchos centros deberás firmar un consentimiento informado antes de realizarte esta ecografía.

Se llama ecografía morfológica porque estudia todas la partes de la morfología de tu bebe, tanto las internas como las externas. La deben realizar ecografistas expertos con ecógrafos de alta resolución. Muchas veces, cuando se diagnostica una malformación fetal debe realizarse una amniocentesis que determine la existencia de una alteración cromosómica (cromosomopatía) asociada a esa anomalía, como por ejemplo, en el caso de que se diagnostique una cardiopatía congénita.

Por tanto, esta ecografía es la más esperada por toda embarazada, ya que tranquiliza saber que no se ve ninguna malformación fetal, lo que disminuye la angustia de la madre y confirma al mismo tiempo el sexo del bebé. Gracias a la calidad y alta resolución de los ecógrafos actuales, esta prueba se realiza en cualquier centro público o privado; y requiere una alta preparación por parte de los ecografistas. Si en la ecografía se diagnostican posibles anomalías, se suele derivar a la gestante a un hospital de nivel III para la realización de una ecografía más minuciosa y exhaustiva.

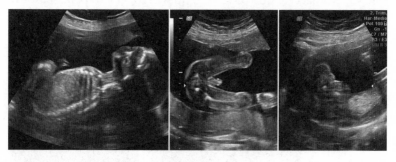

Corte sagital del feto.   Feto varón.   Feto mujer.

ECOGRAFÍA DE LA SEMANA 24

En esta ecografía se valora fundamentalmente el latido cardiaco del bebé, la posición fetal, la cantidad de líquido amniótico y el peso del bebé. Es verdad que para vosotras el peso de vuestro hijo es muy importante, pero si no hay ninguna complicación asociada no es imprescindible estimar el peso del feto en la semana 24.

Si se trata de un embarazo gemelar sí será necesario estimar el peso de los dos gemelos debido a que estas gestaciones se asocian con bebés con más retraso de crecimiento.

En estas semanas de embarazo tu bebé pesa entre 500 y 600 gramos y mide unos 21 centímetros de longitud, aunque debes saber que en la ecografía ya no se mide la longitud del bebé.

ECOGRAFÍA DE LA SEMANA 28

En estas semanas tu bebé ya se parece a un recién nacido. El peso suele ser de unos 1.100 gramos y la longitud total llega a los 35 centímetros.

En la ecografía se puede estimar el peso, la posición de la placenta y la cantidad de líquido amniótico. En la foto se puede ver el perfil de la cara del feto y parte del tórax.

Este es el mejor momento para realizar una ecografía 3D o un vídeo 4D pues el bebé no es muy grande y la cantidad de líquido es suficiente. Debes saber que esta ecografía no se hace de manera rutinaria sino solo si se sospecha una malformación fetal que quiera estudiarse mejor. Tú la puedes realizar en un centro privado para disfrutar viendo a tu bebé con más claridad.

ECOGRAFÍA DE LA SEMANA 32

Tu bebé pesa en torno a 1.800 gramos y mide unos 42 centímetros.

En esta ecografía es importante valorar el crecimiento de tu hijo. Si se encuentra un retraso en el crecimiento y/o una disminución del líquido amniótico sería conveniente realizar un Doppler fetal para valorar el bienestar del bebé. El Doppler fetal

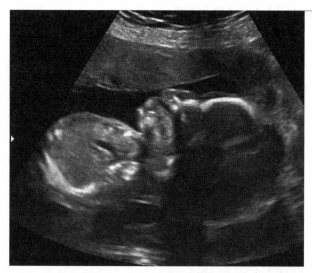

Perfil de la cabeza del feto con la parte superior del tórax.

nos permite saber cómo está el feto en cuanto a hemodinámica: es decir, si el aporte de sangre está siendo suficiente. Esto se hace midiendo el índice de pulsatilidad y de resistencia en dos vasos importantes de tu hijo: la arteria umbilical y la arteria cerebral media. Si estos vasos están alterados se pueden medir otros vasos fetales como el ductus venoso, istmo aórtico, ductus arterioso u otros vasos maternos como las arterias uterinas. Estos vasos nos precisarán más el pronóstico fetal y la terminación del embarazo dependiendo de la alteración del Doppler y de las semanas de gestación.

Tipos de bebés pequeños: Hay fetos pequeños debido a una insuficiencia de la placenta y se denominan fetos con crecimiento intrauterino retardado. Otros fetos pequeños se deben a infecciones fetales, a cromosomopatías o malformaciones congénitas y también se denominan fetos con crecimiento intrauterino retardado. Pero la mayoría de los fetos de tamaño pequeño son totalmente normales: son los llamados fetos pequeños para edad gestacional normal.

Con la Ecografía 3D puedes ver los movimientos de tu bebé, cómo abre su boca y la cierra y hasta se pueden apreciar algunos gestos.

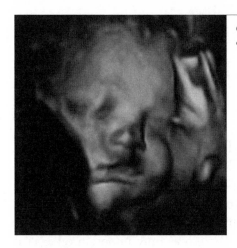

Cara del feto
en tres dimensiones.

ECOGRAFÍA DE LA SEMANA 36

En esta ecografía se valora la posición del bebé, lo que nos permite determinar la vía del parto. También se valora la cantidad de líquido amniótico, pues es un marcador de bienestar fetal.

Además, se estima el peso de tu bebé, aunque a partir de estas semanas de embarazo se asume más error a la hora de precisar el peso.

¿Qué complicaciones puedo tener yo en el embarazo?

La dos complicaciones más frecuentes que puedes tener en tu embarazo son la diabetes y la hipertensión. En este caso, se llaman «diabetes gestacional» e «hipertensión inducida por el embarazo».

Ambas enfermedades aumentan con la edad de la madre. Pero, sobre todo, el riesgo se ve muy aumentado en aquellas gestantes con sobrepeso u obesidad. Por eso es muy importante llegar al embarazo con un índice de masa corporal adecuado entre 20 y 24 kg/m².

Te recuerdo que el índice de masa corporal (IMC) es la relación entre tu altura y tu peso: peso/talla². De las recomendaciones dietéticas y lo que debes engordar hablaremos en otro capítulo. Quizás lo más importante no es tanto lo que engordes en el embarazo sino el peso pregestacional (el que tienes antes de embarazarte), porque es lo que más condiciona el desarrollo posterior de diabetes e hipertensión en el embarazo.

DIABETES GESTACIONAL

Tu cuerpo no se adapta correctamente a los cambios del metabolismo de los hidratos de carbono. La placenta segrega una hormona llamada lactógeno placentario que pasa a tu sangre y neutraliza la insulina segregada por tu páncreas. De esta manera, la glucosa (azúcar) de tu sangre no puede metabolizarse correctamente (por la falta de insulina) y puedes desarrollar una diabetes.

A partir de los 40 años el riesgo de desarrollar una diabetes gestacional aumenta de tres a seis veces en comparación con gestantes menores de 30 años[1]. La probabilidad de tener una diabetes gestacional es de un 3% en la población general, de entre un 12 y un 20% a partir de los 40 años y de un 20% a partir de los 50 años[1,2].

Debes saber que aunque la edad es un factor de riesgo para desarrollar diabetes (sobre todo por encima de los 35 años), también existen otros factores predisponentes como haber sido diabética en gestaciones previas, tener un familiar cercano diabético (padres o hermanos), tener una gestación gemelar o ser obesa.

Debes saber que la curva del azúcar te la pedirán en el primer trimestre de embarazo, en lugar de pedírtela en las semanas 24-28, como es lo habitual. La prueba se suele hacer en dos pasos; es decir, primero la curva de una hora y si esta sale alterada, la de tres horas.

En la curva de una hora, también llamado test de O´Sullivan, irás en ayunas y tomarás un zumo con 50 gramos de glucosa y al cabo de una hora te volverán a sacar sangre. Si el valor es mayor de 140 mg/dl (no te lo dicen inmediatamente) tendrás que hacerte la curva larga de tres horas porque significa que tienes un riesgo elevado de tener diabetes gestacional.

La curva larga se realiza cuando la curva corta de una hora es patológica. Irás de nuevo en ayunas y tendrás que tomar un zumo con 100 gramos de glucosa. Te cogerán una vía y te irán sacando muestras de sangre a la hora, dos horas y tres horas. En ese tiempo recuerda que no puedes comer ni beber ni moverte de la sala para no alterar el resultado. Si hay dos resultados por encima de los rangos previstos (mayor de 190 mg/dl a la hora, mayor de 165 mg/dl a las dos horas y/o mayor de 145 mg/dl a las 3 horas) indicará que la curva es patológica y has hecho una diabetes gestacional.

En algunos hospitales o centros médicos se pide la curva de glucosa de 75 g. Tienes que tomarte un zumo con 75 gramos de glucosa y te harán dos determinaciones, a la hora y a las dos horas. Si los dos resultados salen por encima de los rangos establecidos (180 mg/dl y 153 mg/dl) se considera que ya eres diabética. No se requiere hacer otra segunda prueba para confirmarlo.

- **¿Cuáles son las complicaciones que tendré con una diabetes gestacional?**
  Fundamentalmente puedes tener hipoglucemias acompañadas de mareos, sudoración y palpitaciones.

- **¿Cuáles son las complicaciones de la diabetes gestacional para mi bebé?**

La más importante es el aumento en el tamaño del bebé (macrosomía fetal) por el aumento del paso de glucosa de la madre al feto a través de la placenta. Son niños gorditos, con una circunferencia abdominal grande, lo que puede provocar complicaciones en el parto dificultando su salida y produciendo la llamada distocia de hombros (no salen los hombros tras la salida de la cabeza). Además, existe un exceso de líquido amniótico (porque el bebé está orinando mucho) y esto puede producir sobredistensión en el útero con rotura precoz de la bolsa amniótica y/o contracciones uterinas con parto prematuro.

- **¿Cómo puedo controlar mi diabetes gestacional?**

En el momento que te diagnostiquen una diabetes deberás ponerte en contacto con un endocrinólogo. Te pondrán una dieta especial y tendrás que hacerte controles glucémicos (del azúcar) antes y después de cada comida. La mayoría de las gestantes se controlan muy bien con la dieta, pero en algunas ocasiones hay que administrarles insulina para controlar mejor las glucemias.

Con un buen control glucémico se evitan tanto la hipoglucemia materna como los bebés grandes con mucho líquido.

Tras el parto, te volverán a hacer una curva de azúcar para comprobar que tienes un buen control glucémico. A tu bebé también le controlarán con más frecuencia sus glucemias la primeras horas de vida.

HIPERTENSIÓN GESTACIONAL

La hipertensión arterial es la complicación más frecuente en mujeres de edad avanzada, siendo entre dos a cuatro veces más prevalente en comparación con las embarazadas menores de 35 años.

Es muy importante tomar la tensión en cada visita del embarazo para descartar una hipertensión arterial. Lo recomendable es tomarla en ambos brazos. Si aparece hipertensión arterial antes de la semana 20, asumimos que ya eras hipertensa antes del embarazo. Por tanto, consideramos una hipertensión gestacional la que aparece a partir de la semana 20 de gestación. En ambos casos, ante la aparición de una hipertensión arterial, empezarás a tratarte con fármacos antihipertensivos.

Si además de hipertensión arterial tienes proteínas en la orina (proteinuria), habrás desarrollado otra complicación llamada preeclampsia. Esta enfermedad es propia del embarazo. Tiene una incidencia de entre 3 a 4% de las gestantes en general, de 5 a 10% en mujeres por encima de los 40 años y asciende a un 35% en las mayores de 50 años[3]. La preeclampsia es una situación más seria que requiere ingreso en el hospital pues pueden aparecer complicaciones tanto para la madre (hemorragia cerebral, edema de pulmón, alteración hepática) como para el bebé (retraso del crecimiento fetal y prematuridad).

En algunos casos la preeclampsia se controla con fármacos con la paciente ingresada finalizando el embarazo en la semana 40. Como podrás imaginarte, en la gran mayoría de las gestantes que desarrollan una preeclampsia severa hay que hacer una cesárea urgente.

- **¿Cómo puedo prevenir la aparición de la preeclampsia?**
  La aspirina de 75 mg o de 100 mg de ácido acetil salicílico ha demostrado prevenir la aparición de la preeclampsia si se administra en las primeras 16 semanas del embarazo. Probablemente, si tienes más de 40 años y es tu primer embarazo, tu ginecólogo te recomiende tomar desde el principio ácido acetil salicílico.
  También se recomienda tomar suplementos de calcio en aquellas gestantes de áreas donde el consumo de calcio sea bajo, menor de 900 mg/día. En el resto no es necesario tomar suplementos de calcio.
  Un estrecho control de la tensión arterial podrá comprobar si aparece hipertensión. En caso de que se comprobara, se administrará tratamiento antihipertensivo.
  Es importante recordarte que comer con poca sal (sodio) no disminuye el riesgo de preeclampsia. Tampoco hacer reposo en cama ha demostrado beneficios para disminuir su riesgo.

TROMBOEMBOLISMO

Debes saber que el embarazo es una situación de hipercoagulabilidad, haciendo que la sangre se coagule con más facilidad.

Cuando se añaden otros factores de riesgo como la diabetes, la obesidad, la presencia de varices o la vida sedentaria, se crea la situación perfecta para la aparición de una trombosis o coágulos dentro de las venas u otro vaso sanguíneo.

Por otro lado, debes saber que las técnicas de reproducción asistida también aumentan el riesgo de trombosis. La gestación gemelar es otro factor de riesgo de trombosis y en muchos casos va ligado a las técnicas de fertilidad.

Por todo esto, el riesgo de trombosis está un poco más aumentado en todas la mamás mayores de 40 años: muchas venís de técnicas de reproducción asistida, tenéis varices que han ido saliendo a lo largo de los años o en embarazos previos y tenéis unos kilos de más adquiridos con la edad.

Si no existen ninguno de los factores de riesgo mencionados previamente, el riesgo de trombosis es equiparable al de las gestantes más jóvenes que tú.

Lo más frecuente es que los trombos se produzcan en las varices más profundas, por lo que no debes preocuparte de las varices superficiales (varículas o arañas vasculares). Debes fijarte en la cara interna de los muslos pues ahí es donde suelen aparecer. La zona se pone muy roja, caliente y dolorosa. Si notas cualquiera de estos síntomas deberás acudir a urgencias de tu hospital. Si el coágulo viaja por la vena y llega hasta los pulmones, aparece el llamado tromboembolismo pulmonar; esta situación puede ser muy grave y empieza con dificultad para respirar.

- **¿Cómo puedo evitarlo?**
  Lo ideal es evitar el sedentarismo. Camina todos los días. Los paseos activarán tu retorno venoso y evitarán que se quede sangre retenida en las venas. Eleva las piernas cada vez que estés sentada, sobre todo si permaneces muchas horas sentada en el trabajo o te han recomendado hacer reposo por algún motivo

en el embarazo. Evita llevar tacones altos. Mueve los pies con movimientos circulares o de arriba abajo cuando te acuerdes.

Si eres una gestante con alto riesgo de trombosis (técnicas de reproducción asistida, obesas, gestación gemelar, etc.), deberás ponerte heparina. La heparina que se emplea es del tipo de bajo peso molecular y se administra de forma subcutánea una vez al día. Con la administración de heparina evitarás la hipercoagulabilidad y la aparición de trombos. Recuerda que siempre te la debe prescribir un médico.

Bibliografía
» [1] Cleary-Goldman J., Malone F.D., Vidaver J., et al. Impact of maternal age on obstetric outcome. Obstet Gynecol 2005; 105:983.
» [2] Yogev Y., Melamed N., Bardin R., et al. Pregnancy outcome at extremely advanced maternal age. Am J Obstet Gynecol 2010; 203:558.e1.
» [3] Luke B., Brown M.B. Elevated risks of pregnancy complications and adverse outcomes with increasing maternal age. Hum Reprod 2007; 22:1264.

¿Corre riesgo mi vida por estar embarazada a esta edad?

Hablar de muerte materna es un tema muy complicado a la vez que doloroso, máxime cuando se está hablando de un embarazo, que es una situación fisiológica en la vida de una mujer.

Pero la realidad es que la mortalidad materna, tanto en el embarazo como en el parto, se incrementa conforme aumenta la edad de la madre. A partir de los 40 años está descrita una tasa de mortalidad de treinta casos por cada 100.000 embarazos, siendo en mujeres más jóvenes siete casos por cada 100.000 embarazos. Esto supone un riesgo cuatro veces mayor de mortalidad materna en gestantes a partir de los 40, pero esas cifras son de principios de este siglo XXI y probablemente hoy en día han disminuido debido a las mejoras sanitarias. Por otra parte, esos datos que pueden asustarte tanto, tienes que verlos con precaución y rigor, porque habría que estudiar la causa de la muerte materna en cada caso.

Es cierto que pueden aparecer más complicaciones como la diabetes, la hipertensión arterial o la trombosis en gestantes mayores de 40 años. Sin embargo, diagnosticando a tiempo una diabetes gestacional (solicitando las pruebas en el primer trimestre) y controlando estrechamente la tensión arterial y los signos y síntomas de preeclampsia, se consigue prevenir la aparición de complicaciones fatales tanto para la madre como para el feto. Asimismo ocurre con la trombosis, situación que puede prevenirse administrando heparina a las gestantes de más de 40 años con factores de riesgo añadidos, tal y como se ha referido previamente.

Es decir, que de entrada debes estar tranquila, pues aunque tu embarazo implica un mayor riesgo de complicaciones maternas y fetales, el mensaje que debes llevarte es que cualquier ginecólogo o matrona que te controle estará muy pendiente de ti y de la aparición de la mínima complicación para poner solución inmediata.

Piensa que son nueve meses en tu vida, pero probablemente los más importantes, por lo que tú también tendrás que estar atenta a cualquier síntoma que no te parezca normal y así transmitírselo a tu tocólogo.

¿TENGO MÁS RIESGO SI PADEZCO UNA ENFERMEDAD CRÓNICA DESDE ANTES DEL EMBARAZO?

Puedes imaginarte que el riesgo de complicaciones en tu salud aumenta si tienes una enfermedad crónica y está descontrolada antes del embarazo, pues el riesgo de descompensación estando embarazada puede condicionar incluso tu vida. Es el caso de embarazadas con cardiopatías congénitas, lupus, trombosis venosas profundas, hipertensión crónica, cáncer o diabetes pregestacional.

Por eso en estos casos es tan importante la consulta pregestacional, tanto con el especialista de tu enfermedad como con tu ginecólogo para planificar el embarazo en el momento en que tu enfermedad esté estable.

Si te acaban de diagnosticar una enfermedad y está en la fase aguda en la que los médicos están ajustándote el tratamiento, deberás esperar un tiempo hasta tener bien controlada tu enfermedad. Por ejemplo, una diabetes mal controlada antes del embarazo aumenta el riesgo para ti de tener complicaciones renales y de retina, así como para tu bebé de tener malformaciones fetales y hasta muerte fetal.

También hay situaciones en las que se te contraindicará el embarazo, no solo por estar tu enfermedad mal controlada en ese momento, sino por suponer un riesgo para tu vida como son algunas cardiopatías congénitas, tipo estenosis aórtica severa, hipertensión pulmonar severa o tener una saturación de oxígeno <90%.

Y EN EL PARTO... ¿CORRE RIESGO MI VIDA?

A partir de los 40 años hay más riesgo de alteraciones de la placentación; es decir, que la placenta se coloque por delante del bebé (placenta previa) o que se desprenda (desprendimiento de placenta). El principal factor de riesgo de estos problemas es la multiparidad, es decir, haber tenido embarazos previos.

Muchas de las gestantes han tenido embarazos previos por lo que su útero es más grande y está sobredistendido, favoreciendo tanto que la placenta se implante muy abajo como que se desprenda. De hecho, el riesgo de desprendimiento de placenta se iguala a las gestantes menores de 40 años cuando no se han tenido hijos previos. Sin embargo el riesgo de placenta previa permanece aumentado en gestantes mayores de 40 años, independientemente de la paridad.

En ambos casos, tanto en placenta previa como en desprendimiento de placenta, se puede producir un sangrado que haga que peligre la vida de la madre y el feto. Ambas situaciones requieren la realización de una cesárea, más urgente en el desprendimiento de placenta.

La placenta previa se diagnostica mediante ecografía y en caso de que exista te lo comentarán para que hagas un poco de vida tranquila y abstinencia sexual. La mayor complicación puede surgir en el caso de que tengas una cesárea previa, pues puede producirse un acretismo placentario, que es cuando la placenta se adhiere en exceso a las paredes del útero, llegándolas a infiltrar en algunos casos.

El desprendimiento de placenta es una situación de emergencia que requiere hacer una cesárea urgente para salvar la vida del bebé. A veces, en estas circunstancias, el útero tarda en contraerse y se produce una atonía uterina.

Además de los defectos de placentación, existe un mayor riesgo de sangrado durante el parto. Es la llamada hemorragia postparto producida por la falta de contracción del útero tras la salida del bebé y la placenta. Esta situación es más frecuente en partos prolongados, gestaciones gemelares y úteros miomatosos, además de los defectos de placentación.

Si este sangrado no se controla puede ser muy peligroso para la madre. En los casos de hemorragia postparto se requiere una actuación inmediata por parte de anestesistas y ginecólogos administrando fármacos para cohibir la hemorragia y contraer el útero. En los casos extremos hay que recurrir a extirpar el útero (histerectomía obstétrica).

Afortunadamente, el protocolo de hemorragia postparto está activado en todos los hospitales donde atienden partos y saben actuar ante esta situación con eficacia.

Bibliografía
» [1] Callaghan W.M., Berg C.J. Pregnancy-related mortality among women aged 35 years and older, United States, 1991-1997. Obstet Gynecol 2003; 102:1015.

¿Tengo las mismas complicaciones con ovocitos propios que con ovocitos de donante?

En los últimos años han aumentado significativamente los embarazos conseguidos con ovocitos de donante. Este grupo es especialmente numeroso entre las madres mayores de 40 años, donde la reserva ovárica suele estar disminuida y las posibilidades de éxito tras una Fecundación in Vitro con ovocitos propios es muy baja, tanto por la mayor tasa de aneuploidías en los embriones transferidos como en la tasa de abortos, tal y como os hemos explicado en capítulos previos.

Por tanto, ya os podéis imaginar que los embarazos con ovocitos de donante se asocian a menos complicaciones en el primer trimestre por la menor tasa de abortos. Asimismo, el número de fetos con alteraciones genéticas es también menor, sobre todo las asociadas a la edad como el síndrome de Down.

Pero, a lo largo del embarazo, pasado el primer trimestre, ¿hay más complicaciones? Según los distintos trabajos publicados, aunque las complicaciones en el primer trimestre son menores, a lo largo del embarazo aumenta el riesgo de desarrollar hipertensión arterial y preeclampsia (hipertensión arterial y proteínas en la orina)[1,2]. Por eso, todas la madres que se han sometido a una Fecundación in Vitro con ovocitos de donante deberían tomar ácido acetil salicílico diariamente durante todo el primer trimestre y hasta la semana 16 como mínimo, ya que es lo único que ha demostrado disminuir el riesgo de preeclampsia junto con una dieta rica en calcio. En todas las consultas de tu embarazo se te tomará la tensión arterial y, si esta aumenta, se te indicará recoger orina durante un día entero para cuantificar las proteínas que hay en ella y descartar que se encuentren aumentadas (se consideran aumentadas cuando están por encima de 300 mg en la orina de 24 horas). Aun así, si tus tensiones arteriales empiezan a aumentar, deberás tomártela diariamente en tu casa o acudir a la farmacia o al centro de salud más cercano. Si la tensión máxima es mayor de 140 mm/Hg y/o la mínima está por encima de 90 mm/Hg deberás acudir a urgencias de tu centro hospitalario para ampliar el estudio y descartar una preeclampsia. La preeclampsia se controla con fármacos antihipertensivos y a veces con sulfato de magnesio, en la mayoría de los casos con la madre ingresada en el hospital. Si la madre empeora de la preeclampsia (porque las tensiones no se controlan o deja de orinar, etc.) o el bebé deja de crecer (crecimiento intrauterino retardado) es necesario finalizar la gestación y provocar el parto antes de tiempo o hacer una cesárea urgente. Por eso, tener una preeclampsia es también una de las causas de prematuridad.

Otra complicación descrita en las gestaciones conseguidas con ovocitos de donantes, y al margen de la preeclampsia, es la prematuridad, entendida como los partos que se producen antes de las 37 semanas de embarazo. Estos resultados se han visto no solo en las gestaciones múltiples sino también en las de fetos únicos, independientemente del número de partos que se hayan tenido anteriormente o la presencia de preeclampsia (como hemos ya explicado). Además, debes saber que la prematuridad en mamás con ovocitos de donante no tiene que ver con la edad, por tanto, en tu caso, tener más de 40 años y ovocitos de donante tiene el mismo riesgo de prematuridad que el de una madre con ovocitos de donante de 30 años[3,4].

Por otro lado, es alentador comentarte que aunque la ovodonación se asocia a más prematuridad por debajo de las 37 semanas de gestación, no se asocia a prematuridad moderada entre las 28 y las 32 semanas ni a prematuridad severa por debajo de las 28 semanas. Por tanto, en todos los estudios realizados, no se han encontrado diferencias significativas en cuanto al peso del recién nacido, ni en las pruebas al nacimiento como el test de Apgar, el pH en el cordón umbilical o la necesidad de ingresar al recién nacido en la Unidad de Cuidados Intensivos neonatales.

Otra característica de las madres que provienen de ovodonación es la mayor tasa de cesárea. Esto se explica en muchos casos por el propio deseo materno ante la dificultad que ha tenido para conseguir el embarazo y la necesidad de tener controlado su parto sin riesgo de que el bebé sufra durante el parto vaginal. En el capítulo dedicado al parto ahondaremos un poco más en las ventajas e inconvenientes de cada vía del parto. Lo que sí es cierto es que las madres que os sometéis a una ovodonación sois mayores (me refiero a mayores de 45 años) que las que lo conseguís con ovocitos propios (generalmente menores de 45 años) y tenéis más predisposición a complicaciones maternas como la preeclampsia y a la realización de una cesárea urgente. También con la edad aumenta la rigidez del cuello del útero y la dificultad para dilatar, motivo por el que hay que realizar una cesárea. Por tanto, la mayor tasa de cesáreas en las gestantes con donación de ovocitos es más por la ansiedad de la madre o la rigidez del cuello del útero que por la propia ovodonación[5].

Bibliografía

» [1] Letur H., Peign_e M., Ohl J., et al. Hypertensive pathologies and egg donation pregnancies: results of a large comparative cohort study. Fertil Steril. 2016; 106: 284–290.

» [2] Blázquez A., García D., Rodríguez A., et al. Is oocyte donation a risk factor for preeclampsia? A systematic review and meta-analysis. J Assist Reprod Genet. 2016; 33: 855–863.

» [3] Boria F., De la Calle M., Cuerva M., Sainz A., Bartha J.L. Impact of oocyte donation on obstetrics and perinatal complications in twin pregnancies. Joytnal Maternal-Fetal &Neonatal Medicine, 2018.

» [4] Mascarenhas M., Sunkara S.K., Antonisamy B. et al. Higher risk of preterm Barth and low Barth weight following oocyte donation: a systematic review and meta-analysis. Eur J Obstet Gynecol Reprod Biol. 2017; 218: 60-67.

» [5] Le Ray C., Scherier S., Anselem O. et al. Association between oocyte donation and maternal and perinatal outcomes in women aged 43 years or older. Hum Reprod 2012; 27: 896-901.

¿Tengo más riesgo de tener un hijo prematuro?

¿Qué entendemos por parto prematuro? Se considera un parto prematuro el que acontece antes de las 37 semanas. El parto prematuro se desencadena por la aparición de contracciones rítmicas y regulares que provocan la dilatación cervical. Estas contracciones también pueden provocar la rotura de la bolsa, aunque a veces se rompe la bolsa antes de tener contracciones y luego se desencadena el parto.

Pero, aunque por definición, un parto prematuro es aquel que acontece antes de las 37 semanas, no es lo mismo que el parto se produzca a las 36 semanas que a las 27. Por tanto, dentro de la prematuridad, los ginecólogos distinguimos entre gran prematuridad, si el parto ocurre antes de las 28 semanas, y moderada prematuridad si el parto tiene lugar entre las 28 y las 32 semanas.

Debes saber que a partir de la semana 24 empieza la supervivencia de los recién nacidos en hospitales con una unidad de neonatología avanzada. Pero de todos los niños que nacen a las 24 semanas sobreviven el 50% y de ellos la gran mayoría tienen secuelas neurológicas importantes. A las 28 semanas la supervivencia es prácticamente del 100% en hospitales con unidades de neonatología avanzada, aunque son bebés con complicaciones intestinales, cerebrales y respiratorias. A partir de las 34 semanas disminuyen mucho las complicaciones respiratorias (sobre todo la enfermedad de la membrana hialina), aunque sigue existiendo riesgo de anemia, ictericia (el bebé se pone amarillo por exceso de bilirrubina) e hipoglucemia (bajada de azúcar en sangre). Estas complicaciones no son tan graves, pero requieren del ingreso del recién nacido en la unidad de neonatología.

Para tu información, debes saber que hasta la semana 32, en caso de que te pongas de parto, te administrarán una medicación llamada sulfato de magnesio. Esta medicación es un tratamiento neuroprotector, ya que ha demostrado disminuir de un 30 a un 40% el riesgo de parálisis cerebral y alteraciones motoras importantes en tu bebé al nacimiento. Se administra estando ingresada, a través de la vena (intravenosa) en gestantes con riesgo inminente de parto antes de las 32 semanas. Si las contracciones están bien controladas con la medicación para frenarlas (fármacos tocolíticos como el atosibán o el nifedipino), no es necesario administrar sulfato de magnesio.

Además, si el parto se produce antes de las 34 semanas, te administrarán corticoides (betametasona o dexametasona) intramusculares (generalmente en el glúteo) para madurar los pulmones de tus bebés. Esta medicación solo se administra en caso de que empieces con contracciones, pero no de manera preventiva en una gestante normal.

Tras esta breve explicación de los tipos de prematuridad, la supervivencia y complicaciones que esta conlleva y los tratamientos para disminuir las secuelas neurológicas y respiratorias, te seguirás preguntando si por tener más de 40 años tienes más riesgo de tener un bebé prematuro y si esta prematuridad es extrema.

Según un estudio realizado en Suecia en 32.000 embarazadas de 40 años o mayores, se comprobó cómo el riesgo de prematuridad aumentaba conforme avanzaba la edad. En gestantes de menos de 32 semanas, el riesgo era casi el doble en embarazadas de entre 40 y 44 años y más del doble en las de 45 años o mayores, en comparación con gestantes menores de 30 años, independientemente de las enfermedades coexistentes y complicaciones obstétricas en el grupo de madres por encima de los 40 años[1].

Pero ¿por qué está aumentada la prematuridad conforme avanza la edad de la madre según el estudio sueco? En principio, el riesgo de tener contracciones o de que se rompa la bolsa amniótica no es mayor en las embarazadas de edad avanzada.

Podría pensarse que el útero de una madre a partir de los 40 años, y más a partir de los 45 años, no está en las mismas condiciones de albergar un bebé como el de una madre de 30 años, ya que su capacidad contráctil puede verse alterada, así como su elasticidad para distenderse correctamente. Todo ello provocaría una irritabilidad uterina e incluso contracciones como mecanismo de defensa ante una sobrecarga (la del bebé y la placenta) para la que ya no está tan preparada.

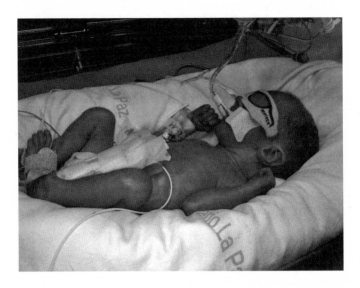

Por el contrario, hay otros estudios realizados en embarazadas norteamericanas que no han encontrado mayor riesgo de prematuridad en gestantes mayores de 40 años[2,3].

Este hecho podría también explicarse porque el cuello uterino es más rígido y fibroso conforme vamos cumpliendo años, y su capacidad para acortarse y dilatarse es menor que el de una madre más joven, donde el cuello suele ser más elástico.

Por tanto, podemos concluir que no está muy claro el mayor riesgo de prematuridad en embarazadas mayores de 40 años por el hecho de tener esta edad. Habría que individualizar cada caso con las características maternas de cada gestante.

Por mi propia experiencia, los casos de prematuridad en embarazadas de más de 40 años están más bien relacionados con el hecho de tener enfermedades crónicas antes del embarazo y que coexisten con el mismo como lupus, hipertensión arterial, diabetes mellitus, etc., o con la aparición más frecuente a estas edades de complicaciones en el propio embarazo como la preeclampsia. También suelen ser frecuentes los embarazos de gemelos en madres mayores de 40 años, lo que supone un factor de riesgo para la prematuridad como explicaremos en otro capítulo.

Bibliografía
» [1] Jacobsson B., Ladfors L., Milsom L. Advanced maternal age and adverse perinatal outcome. Obstet Gynecol 2004; 104:727.
» [2] Tough S.C., Newburn-Cook C., Johnston D.W., et al. Delayed childbearing and its impact on population rate changes in lower birth weight, multiple birth, and preterm delivery. Pediatrics 2002; 109:399.
» [3] Aldous M.B., Edmonson M.B. Maternal age at first childbirth and risk of low birth weight and preterm delivery in Washington State. JAMA 1993; 270:2574.

¿Debo seguir una dieta especial? ¿Cuánto debo engordar?

En principio no debes seguir ninguna dieta diferente a las embarazadas de menos de 40 años.

La dieta que debes realizar en el embarazo debe contener un aporte energético adecuado para asegurar tu propia salud y la de tu hijo, ya que desde el punto de vista nutritivo, la dependencia de los fetos hacia la madre es total. Todos los nutrientes que reciben son transferidos al feto desde tu cuerpo a través de la placenta. Las mujeres sanas, con una buena alimentación antes del embarazo, afrontan la gestación con reservas energéticas suficientes para lograr un crecimiento y desarrollo normal del feto.

En el embarazo se consumen más kilocalorías (kcal) que fuera de la gestación. Se estima que el coste energético total de un embarazo oscila entre 22.801 y 59.801 kcal, lo que supone una energía extra de 124 a 251 kcal al día. En las mujeres que realizan una dieta variada con un buen estado de nutrición y un peso estable, no es necesario realizar un cálculo exacto de las necesidades de energía. Al aporte energético recomendado ajustado para su edad, talla y peso del embarazo, se deben añadir entre 340 a 450 kcal al día durante el segundo y tercer trimestre del embarazo y 500 kcal al día durante la lactancia. Esto garantiza una ganancia de peso adecuado y la recuperación del peso previo a la gestación a los seis meses del parto si se mantiene la lactancia materna.

¿Y qué es lo que pasa con las embarazadas de gemelos? Las mujeres con embarazos múltiples deben aumentar la ingesta diaria en unas 300 kcal con respecto a las gestaciones únicas y en unas 600 kcal más que las mujeres no embarazadas. Este aumento de 600 kcal al día se deberá hacer durante el segundo y tercer trimestre del embarazo. No se trata de comer por tres, sino de incrementar las kilocalorías de forma razonada y sensata para proveer de nutrientes suficientes a tus bebés.

Durante el embarazo debes seguir una dieta equilibrada con una ingesta adecuada de nutrientes, tanto en la cantidad como en el tipo de macronutrientes que ingieres (proteínas, grasas e hidratos de carbono). En una dieta saludable las proteínas deben aportar del 10 al 35% de la energía, las grasas del 20 al 35% y los hidratos de carbono del 45 al 65%. En nuestro país, cualquier dieta normal no excluyente de alimentos aporta la cantidad suficiente de principios inmediatos que garantiza la salud tanto de la madre como del feto.

- **Proteínas:**
  Las Cantidades Diarias Recomendadas (CDR) se estiman en unos 1,1 g/kg/día durante el embarazo y la lactancia. Estos requerimientos son moderadamente mayores de las recomendaciones de 0,8 g/kg/día en las mujeres no gestantes.
  El feto y placenta conjuntamente consumen aproximadamente 1 kg de proteínas en todo el embarazo, siendo el mayor consumo en los últimos seis meses. Por eso es importante incrementar la ingesta de proteínas durante la gestación.
  Las dietas hiperproteicas, incluso en mujeres desnutridas, no han demostrado mejorar el pronóstico de los recién nacidos.

- **Grasas:**
  Las grasas de los alimentos son una fuente de energía. Dentro de ellas, es importante el aporte de ácidos grasos esenciales, así llamados porque el organismo no los puede sintetizar, como son los poliinsaturados omega 6 (linoleico) y omega 3 (linolénico).
  El aporte recomendado de omega 6 en el embarazo es de 13 g/día y de omega 3 de 2 g/día. Estos últimos son los más importantes y se encuentran principalmente en el pescado. Actualmente, la mayoría de los complejos polivitamínicos para embarazadas incluyen omega 3. En el capítulo dedicado a la ingesta de pescado y omega 3 en el embarazo, encontrarás más información sobre los beneficios y posibles efectos adversos de estos alimentos.

Otros ácidos grasos, como son los trans (grasas parcial o totalmente hidrogenadas) son transportados a través de la placenta hasta el feto. Tienen un efecto adverso en el crecimiento y el desarrollo fetal, interfiriendo en el metabolismo de los ácidos grasos esenciales. Estas grasas trans son las que se encuentran frecuentemente en la bollería y en las frituras, por lo que debes evitar estos alimentos en el embarazo.

- **Hidratos de carbono:**
La cantidad diaria recomendada en la mujer embarazada es de 175 g/día. En una mujer no gestante lo recomendado son 130 g/día. Durante la lactancia se aconseja ingerir 210 g/día de hidratos de carbono.
Debes intentar comer productos frescos como frutas, verduras y granos enteros de cereales y evitar, en la medida de lo posible, tomar hidratos de carbono procesados. Además se recomienda la ingesta de unos 28 g/día de fibra para evitar el estreñimiento.

- **Líquidos:**
La ingesta de líquidos recomendada es de dos litros al día en las gestaciones únicas y de tres litros al día en las gestaciones múltiples. Estas cantidades no solo incluyen agua, sino también zumos, batidos, leche y el agua de la fruta y las verduras. Durante la lactancia esta ingesta debe aumentarse a 3,8 litros al día.

¿CUÁNTO DEBO ENGORDAR?

Al comienzo del embarazo, se debe calcular el índice de masa corporal (IMC) que tienes, que es el cociente entre el peso en kilogramos y la talla elevada al cuadrado (kg/m2). Mediante este índice se debe planificar correctamente la ganancia óptima de peso a lo largo del embarazo, así como la alimentación que debes llevar y la suplementación de nutrientes que vas a requerir.
En las gestaciones únicas las recomendaciones de ganancia de peso según el IMC son:

- Con un peso normal (IMC: 18,5 y 24,9 kg/m2):
  entre 11,5 y 16 kg de peso.
- Con un sobrepeso (IMC: 25 y 29,9 kg/m2):
  entre 7 y 12,5 kg de peso.
- Con una obesidad (IMC≥30 kg/m2):
  entre 5 y 9 kg de peso.

Según el Instituto de Medicina, las recomendaciones sobre la ganancia de peso en todo el embarazo en mujeres con gestaciones gemelares son algo distintas a las de las gestaciones únicas, con lo que se asume que la ganancia de peso debe ser mayor:

- Con un peso normal (IMC: 18,5 y 24,9 kg/m2):
  entre 16,8 y 24,5 kg de peso.
- Con un sobrepeso (IMC: 25 y 29,9 kg/m2):
  entre 14,1 y 22,7 kg de peso.
- Con una obesidad (IMC≥30 kg/m2):
  entre 11 y 19,1 kg de peso.

Por tanto, no se puede generalizar en todas las embarazadas con el peso que deben ganar, porque ya hemos visto que depende de su IMC inicial, y la ganancia de peso debe ser menor cuanto mayor es el IMC del que se parte. Las mujeres delgadas tienden a ganar más peso que el promedio de las embarazadas y las obesas tienden a ganar menos. Por otro lado, las gestantes de gemelos deben considerarse distintas y asumir que la ganancia de peso debe ser mayor que en un embarazo único.

Debemos además recordar que el embarazo no es el momento de ponerse a adelgazar, pero dependiendo del IMC de cada una, se debe engordar más o menos. Siempre insisto en que lo ideal es quedarse embarazada con un peso normal, pues la obesidad en el embarazo es causa de complicaciones tanto para la madre (diabetes, hipertensión o cesárea) como para los fetos (prematuridad).

¿Qué suplementos de nutrientes debo tomar además de la dieta?

Una dieta adecuada y una suplementación con vitaminas y minerales debería incluirse en las recomendaciones de toda mujer embarazada, no solo en las mayores de 40 años. Es verdad que con los años vamos adquiriendo una costumbre en nuestra alimentación diaria, que a la hora de adaptarla o modificarla de acuerdo a las recomendaciones del embarazo, nos puede costar más el cambio; esto está más arraigado en mujeres mayores de 40 años con los gustos más definidos y que siguen dietas concretas que con los años han descubierto que son las que mejor les sientan o se adaptan a sus gustos. Por ejemplo, el calcio, tan importante para tu bebé, debes incorporarlo a tu dieta diaria. Si no tomabas muchos productos lácteos, debes empezar a tomarlos o si no tomar otros alimentos ricos en calcio como legumbres, cereales o vegetales.

El déficit de hierro desde el principio del embarazo (la conocida como anemia ferropénica) también puede ser algo habitual en ti, pues arrastras años de menstruaciones abundantes que hacen que padezcas de forma permanente déficit de hierro. Por eso, probablemente debas suplementarte desde el inicio de la gestación, además de hacer una dieta rica en hierro

Además del calcio y el hierro, hay nutrientes indispensables como el ácido fólico, el yodo y la vitamina D que tendrás que añadirlos en forma de suplementos a tu dieta diaria desde el momento que sepas que estás embarazada.

• **Ácido fólico (Folatos):** Aunque solemos utilizar indistintamente los términos de ácido fólico y folato, creo que debemos explicar que el folato es una vitamina B soluble en agua (B9) que se encuentra de forma natural en alimentos como el hígado, vegetales de hojas verdes, naranjas y legumbres. En cambio, el ácido fólico es la forma sintética del folato que se administra como medicación o añadido a algunos alimentos.

La dosis recomendada de ácido fólico es de 400 microgramos al día en un embarazo único. Debe administrarse al menos un mes antes del embarazo y los tres primeros meses de este para disminuir el riesgo de defectos del tubo neural (el más conocido es la espina bífida) en al menos un 50 a 70% de los casos. Si estás embarazada de gemelos debes tomar 1.000 microgramos (1 mg) al día durante los tres trimestres de embarazo.

Es importante recordar que la administración de ácido fólico no previene todos los defectos del tubo neural, porque hay algunos que no están relacionados con el déficit de ácido fólico sino con alteraciones cromosómicas o con diabetes mal controlada.

En España, la Dirección General de Salud Pública del Ministerio de Sanidad y Consumo aconseja que la mujer sin el antecedente de un embarazo afectado por un defecto del tubo neural, que planifica una gestación, debe tomar 0,4 mg (400 microgramos) al día de ácido fólico en un embarazo único, como ya hemos dicho, mientras que aquella con el antecedente de un hijo previo afectado por un defecto del tubo neural debe tomar 4 mg al día. En ambos casos se deberá tomar el ácido fólico desde al menos un mes antes de la gestación y durante los tres primeros meses del embarazo, además de una dieta con alimentos ricos en folatos. Las pacientes que habéis estado en tratamiento con técnicas de reproducción asistida, ya tomabais ácido fólico desde antes de quedar embarazadas. Sin embargo, en una gestación espontánea suele ser menos frecuente que la paciente lo tome previamente al embarazo y suele comenzar en el momento de enterarse de su gestación. Por tanto, es muy importante que la administración de ácido fólico sea preconcepcional y diaria, dado que no existe una reducción apreciable del riesgo de defecto del tubo neural cuando el suplemento se toma de forma irregular o se inicia a partir del segundo mes de la gestación.

La ingesta de folatos junto con complejos multivitamínicos durante toda la gestación (siempre que no contengan vitaminas liposolubles por encima de las dosis diarias recomendadas), reduce la incidencia no solo de defectos del tubo neural sino de malformaciones cardiacas, urinarias, orofaciales, de extremidades y estenosis pilórica.

En los embarazos gemelares, la dosis recomendada de ácido fólico es de 0,6 mg al día, continuando con 1 mg al día, para satisfacer las necesidades de crecimiento del feto y la placenta. De esta manera también se previene la disminución de folato sérico y el aumento de homocisteína, situaciones que ocurren cuando la suplementación es discontinua en las gestaciones de gemelos.

La dosis de ácido fólico se deberá subir de 0,4 a 4 mg al día en las siguientes situaciones de riesgo:

- Hijo previo con defecto del tubo neural.
- Tratamiento con anticonvulsivantes como ácido valproico o carbamazepina.
- Obesidad materna con un IMC> 30 kg/m2.
- Diabetes pregestacional insulinodependiente.

A continuación se exponen alimentos ricos en folatos y sus equivalencias

ALIMENTOS	EQUIVALENCIA EN MICROGRAMOS
Cereales suplementados con ácido fólico	½ taza: 300
Hígado	100 gramos: 185
Espinacas cocidas	½ taza: 100
Alubias cocidas	½ taza: 90
Espárragos cocidos	4 piezas: 85
Arroz blanco	½ taza: 65
Espinacas crudas	1 taza: 60
Guisantes verdes cocidos	½ taza: 50
Brócoli cocido	½ taza: 45
Aguacate	½ taza: 45
Cacahuetes	1 taza: 40
Lechuga	½ taza: 40
Zumo de tomate	180 ml: 35

• **Hierro:** Las recomendaciones son de 30 mg al día en las gestaciones únicas, y de 60 mg al día en las gestaciones múltiples. Durante la lactancia, las recomendaciones son de 15 mg/día en gestaciones únicas y 30 mg/día en gestaciones gemelares.

El hierro es necesario para el desarrollo del feto y de la placenta. Además, también es imprescindible para expandir la totalidad de los glóbulos rojos de la madre.

El porcentaje de déficit de hierro en el embarazo es aproximadamente de un 19%, siendo en torno a un 7% en el primer trimestre de gestación y un 30% en el tercer trimestre.

Se recomienda realizar una dieta equilibrada con alimentos ricos en hierro como carne de vacuno, pollo, pavo, cerdo, pescado, espinacas, acelgas, legumbres, frutos secos y cereales, junto con el consumo de suplementos de hierro oral a partir de la semana 24 de embarazo. Estos suplementos pueden tomarse en forma de comprimidos, jarabe, sobres disueltos en agua o viales. Es preferible ingerir el hierro al acostarse o entre comidas junto con vitamina C (como zumo de naranja) para favorecer su absorción y no tomarse con leche, té o café. La absorción de hierro disminuye cuando se aumenta la dosis, por lo que es recomendable administrarlo en varias dosis al día. En casos de intolerancia al hierro oral, puede administrarse el hierro intravenoso, lo que requerirá un ingreso en el hospital durante unas horas.

Actualmente, muchos suplementos polivitamínicos que se prescriben a las embarazadas contienen hierro, por lo que no es necesario suplementar con más hierro extra a la gestantes. Sin embargo, la cantidad de hierro de estos complejos es de 28 mg y en situaciones de mayor demanda, como es el caso de las gestaciones múltiples o de bebés grandes, será necesario administrar un suplemento extra de hierro. En casos de diagnosticarse anemia ferropénica (con una hemoglobina <11 g/dl y una ferritina baja), se recomienda administrar un suplemento de entre 30 a 120 mg de hierro al día hasta que se corrija la anemia.

En gestantes sin anemia ferropénica, para llegar al parto con unos buenos niveles de hierro y prevenir la anemia ferropénica tras el parto, lo recomendable es administrar dosis intermitentes unas tres veces por semana. Sin embargo, la suplementación de hierro en gestantes sin anemia no ha demostrado mejorar el peso del bebé.

A continuación se exponen los alimentos ricos en hierro y la cantidad que contienen expresada en mg/100 g.

PESCADOS Y MARISCOS	
Almejas, berberechos	24
Mejillones	6
Sardinas	4
Gambas, langostinos	2
Calamares, pulpo	1,7
CEREALES	
Avena integral	15,9
Cereales integrales tipo All-Bran	12
Copos de maíz	6,7
Pan integral	2,5
Bollería	4
CARNES	
Morcilla	14
Hígado	13
Paté, foie gras	5,5
Vísceras	4,5
Lomo embuchado	3,7
Cerdo	2,5
Solomillo de ternera	3

LEGUMBRES	
Soja en grano	8
Lentejas	7,3
Garbanzos, judías	6,5
Guisantes secos	5,3
FRUTOS SECOS	
Pistachos	8
Pipas de girasol	6,4
Almendras	4,2
Avellanas	4
Uvas pasas	3,8
Nueces	2,8
Ciruelas secas, piñones	2,1
Cacahuetes, dátiles, aceitunas	2
VERDURAS	
Espinacas	4
Acelgas	3,3
Endivias	2
Guisantes frescos	1,9
Judías verdes	1,7

VARIOS	
Yema de huevo	8
Patatas fritas	1,9

• **Calcio:** Las necesidades de calcio en la mujer embarazada entre 19 y 50 años es de 1.000 mg/día. En la embarazada de gemelos se recomienda aumentar la dosis siendo en el primer trimestre de 1.500 mg/día y en el segundo y tercer trimestre de 2.500 mg/día. Recuerda que los complejos polivitamínicos de las embarazadas NO contienen calcio.

Para el desarrollo correcto del esqueleto del feto son necesarios 30 gramos de calcio en todo el embarazo, sobre todo en el último trimestre. Esta cantidad de calcio es muy pequeña en comparación con el calcio total que contiene el cuerpo de la madre, y puede movilizarse fácilmente desde los depósitos maternos a la sangre para que pase al feto a través de la placenta cuando sea necesario.

En general, en mujeres sanas con una ingesta de calcio adecuada no es necesario suplementarlas con aporte extra de calcio, pues no se han demostrado beneficios en los resultados perinatales. En gestantes con ingesta insuficiente de calcio, la administración de estos suplementos parece disminuir el riesgo de hipertensión en el embarazo. De la misma manera, algunos estudios también señalan que un aporte de calcio en gestantes con factor de riesgo de tener una preeclampsia, puede contribuir a la disminución de su aparición.

Un trozo de queso, un yogur o un vaso de leche de vaca contienen unos 300 mg de calcio cada uno. Por tanto, para alcanzar las dosis recomendadas en el segundo y tercer trimestre deberías tomar ocho raciones de estos alimentos ricos en calcio al día. Pero además de productos lácteos, hay otros alimentos como legumbres, verduras y frutas ricas en calcio que debes conocer.

Es importante que no olvides que el calcio se absorbe mejor tomado en pequeñas cantidades varias veces al día, por lo que no es recomendable tomar al mismo tiempo más de 500 mg de alimentos ricos en calcio.

A continuación se exponen alimentos ricos en calcio y su equivalencia.

LACTEOS	
Leche de oveja	1 taza : 470
Leche de cabra	1 taza: 325
Leche de vaca	1 taza: 300
Yogur	1 taza : 400
Requesón	½ taza 125
Yogur griego	½ taza: 120
Queso cheddar	1 taza: 200
Queso parmesano	1 cucharada: 45
Helado	½ taza: 84
ALTERNATIVAS LÁCTEAS	
Bebida de soja, suplementada con calcio	1 taza: 200 a 400 mg
Bebida de almendras suplementada con calcio	1 taza: 200 a 500 mg
LEGUMBRES	
Frijoles de soja cocidos	½ taza: 50
Garbanzos cocidos	½ taza: 40
Alubias pintas cocidas	½ taza: 40
Tofu	120 gramos. 90-170
Alubias blancas	½ taza: 90
VEGETALES	
Rúcula cruda	1 taza: 30
Brócoli crudo	1 taza: 45
Brócoli cocido	½ taza: 30
Acelga cocida	½ taza: 50
Berza o col rizada cruda	1 taza: 25
Berza cocinada	1 taza: 50
Espinacas crudas	1 taza: 30
Espinacas cocidas	½ taza: 120

FRUTAS	
Dos higos frescos	35
Higos secos	½ taza: 120
1 kiwi	30
zumo de naranja	120 ml: 15
Almendras	1 taza: 80
Nueces de Brasil	1 taza: 45
Semillas de chía	1 taza: 180
Semillas de sésamo	1 taza: 280

• **Yodo:** La dosis recomendada del suplemento farmacológico de yodo es de 200 µg/día durante el embarazo y la lactancia.

En las consultas preconcepcional y prenatal se debe recomendar la ingesta de alimentos ricos en yodo, fundamentalmente lácteos y pescado, así como fomentar la utilización de sal yodada por la mujer durante el embarazo y la lactancia.

El consumo de sal yodada es el método más eficaz para suplementar yodo. La sal yodada en España contiene 60 mg de yodo por kg de sal, de forma que la ingesta de unos 3-4 g de sal al día cubre las necesidades diarias de yodo, sin superar la ingesta máxima de sal diaria recomendada por la OMS (<5 g/día).

Como en España menos del 90% de los hogares consumen sal yodada, es necesario fomentar su utilización y realizar una suplementación farmacológica con yoduro potásico en los grupos de población que son más vulnerables, como son las mujeres embarazadas y lactantes.

El yodo no se puede almacenar en el organismo por lo que debe ingerirse diariamente. El yodo juega un papel fundamental en el funcionamiento de todos los órganos, pero especialmente del cerebro. El cerebro del ser humano se desarrolla durante la vida prenatal y la primera infancia, por lo que una deficiencia de yodo, sobre todo en la primera mitad de tu embarazo, puede repercutir de forma irreversible en el desarrollo neurológico de tu bebé.

• **Magnesio**: 400 mg al día en el primer trimestre y 800 mg al día en el 2º y 3er trimestre. En el capítulo dedicado a los calambres, se detalla más información sobre el magnesio en el embarazo y los alimentos que lo contienen.

• **Zinc**: 15 mg al día en el primer trimestre y 30 mg al día en el segundo y tercer trimestre.

¿POR QUÉ ES TAN IMPORTANTE TOMAR VITAMINA D DURANTE EL EMBARAZO?

En los últimos años ha aumentado el interés por la vitamina D debido a su implicación no solo en el metabolismo del calcio, sino también en el desarrollo de enfermedades infecciosas, autoinmunes, diabetes tipo 2 e hipertensión. Este interés es creciente debido a múltiples estudios que han constatado que la población sana presenta concentraciones séricas insuficientes de vitamina D con más frecuencia de la que cabría esperar. La causa más importante de hipovitaminosis D es la falta de exposición al sol por lo que en países mediterráneos como el nuestro, con numerosas horas de sol a lo largo del año, este problema apenas debería existir. Sin embargo, estudios realizados en nuestro país confirman la insuficiencia de vitamina D en la población sana tanto de adultos como de niños y de embarazadas.

Durante el embarazo, el déficit de vitamina D se ha relacionado con diferentes complicaciones tanto maternas como fetales. El desarrollo de hipertensión gestacional y preeclampsia (hipertensión arterial y proteínas en la orina) en gestantes con niveles bajos de vitamina D ha sido ampliamente estudiado, llegándose a describir un riesgo cinco veces mayor de preeclampsia en embarazadas con niveles de vitamina D por debajo de 50 nmol/l. La diabetes gestacional, la realización de una cesárea en el primer embarazo, la prematuridad y el bajo peso al nacimiento también se han relacionado con la hipovitaminosis D.

La administración de suplementos de vitamina D durante el embarazo está asociada a un incremento de los niveles séricos de vitamina D y del peso y la talla del feto al nacimiento, según metaanálisis recientes.

Actualmente, la mayoría de los complejos polivitamínicos que se administran a las embarazadas incluyen vitamina D3 con una dosis de 5 microgramos/día (200 unidades/día) de colecalciferol.

¿Pero realmente las dosis que se prescriben son suficientes para conseguir unos niveles séricos adecuados de vitamina D en las embarazadas? ¿Las embarazadas de gemelos tienen niveles séricos más bajos de vitamina D debido a que las necesidades de dos fetos siempre son mayores que las de uno?

Para contestar a estas preguntas se llevó a cabo un estudio en el hospital La Paz entre marzo de 2012 y febrero de 2014, donde se midieron los niveles de vitamina D en un total de 227 gestantes: 130 (57%) embarazos únicos y 97 (43%) gemelares. El estudio fue aprobado por el Comité Ético de Ensayos Clínicos del hospital y no presentaba conflicto de intereses. Ninguna de la gestantes era fumadora, obesa (Índice de Masa Corporal ≥30 kg/m2), hipertensa ni diabética. A todas se les administró un complejo polivitamínico que incluía una dosis diaria de vitamina D3 (colecalciferol) de 5 microgramos/día durante al menos tres semanas previas a la determinación de vitamina D. Se midieron los niveles séricos de vitamina D al final del primer trimestre de la gestación (entre las 12 y las 14 semanas). Se clasificaron en normales (> 30 ng/mL), insuficientes (entre 15 y 30 ng/mL) y deficientes (menos de 15 ng/mL). La media de los niveles de vitamina D fue de 21,25 ± 9,01 ng/mL, estando en el rango de insuficiente. Solo un 11% (25/227) de las gestantes presentaron niveles adecuados o normales de vitamina D, mientras que el 63% (143/227) presentaba niveles insuficientes y un 26% (59/227) presentó niveles deficientes. No se encontraron diferencias significativas entre los niveles de vitamina D en embarazos únicos y gemelares. Por tanto, con los resultados de este estudio podemos concluir que los niveles de vitamina D séricos en la población gestante del área Norte de Madrid son insuficientes. Estos hallazgos fueron muy llamativos ya que pensamos que en una ciudad como Madrid, con bastante sol en todo el año, los niveles de vitamina D iban a ser mayores.

Actualmente, no hay datos suficientes para recomendar un cribado rutinario de vitamina D a todas las embarazadas, aunque cada vez más ginecólogos están empezando a solicitarla.

¿A qué embarazadas se aconseja solicitar los niveles de vitamina D? A aquellas gestantes con mayor riesgo de hipovitaminosis D como obesas, con factores de riesgo de preeclampsia (preeclampsia en embarazo previo, síndrome antifosfolípido o hipertensión crónica, entre otras), pacientes con poca exposición al sol o las que han sido sometidas a cirugías gastrointestinales. A estos grupos de embarazadas podría recomendarse su determinación al inicio de la gestación. Otro grupo también de riesgo para desarrollar hipovitaminosis D son las mujeres mayores de 40 años, porque a partir de esa edad la piel empieza a adelgazarse (atrofiarse) por lo que la absorción de vitamina D proveniente de los rayos solares también está disminuida. Por eso, a todas las gestantes mayores de 40 años debería pedírsele unos niveles de vitamina D en sangre en la analítica del primer trimestre, pues la mayoría tienen déficit de esta vitamina y habrá que suplementarlas.

Es importante aclarar que los niveles normales de vitamina D no siempre evitan el desarrollo de hipertensión, preeclampsia, diabetes gestacional o bajo peso al nacer, ya que existen otros mecanismos fisiopatológicos que también desencadenan dichas complicaciones obstétricas. En nuestro país, la vitamina D no se prescribe de forma habitual a las gestantes; en los casos en los que se administran polivitamínicos para el embarazo, la dosis diaria es de 5 microgramos (200 unidades) de colecalciferol, que podría resultar insuficiente a la vista de los resultados del estudio referido.

Bibliografía
» De La Calle M., Armijo O. La dieta de la fertilidad y el embarazo. Editorial Arcopress 2016 ISBN: 978 84 16002726.

¿Qué alimentos debo evitar en mi dieta?… desde el jamón serrano, hasta el alcohol pasando por el sushi…

ALIMENTOS QUE PUEDEN CAUSAR INFECCIONES EN LA MADRE Y EN EL FETO

Existen algunas infecciones que se transmiten a través de alimentos contaminados con bacterias o parásitos. Estas infecciones pueden causar síntomas en la madre, pero otras veces cursan de manera asintomática y la única forma de saber si la gestante se ha infectado es mediante la realización de una serología.

La importancia de estas infecciones durante la gestación radica en que, en algunos casos, atraviesan la placenta causando infección del feto, dañándose alguno de sus órganos y produciendo secuelas irreversibles. En otras ocasiones se puede producir la muerte fetal.

La temida toxoplasmosis

La toxoplasmosis es un infección producida por un parásito llamado Toxoplasma gondii.

- **¿Cómo se transmite la infección?:**
  La infección se adquiere principalmente por la ingestión de carne o embutidos cárnicos crudos o poco cocinados que contengan quistes del toxoplasma, llamados taquizoitos.
  El agua, la tierra o los vegetales contaminados con quistes del toxoplasma son también una fuente de infección.

Los gatos son un factor de riesgo porque son portadores del toxoplasma y pueden transmitir los quistes a través de las heces.

- **¿Cómo prevenir la infección?:**
  Es conveniente evitar comer carne cruda y cocinar bien todos los productos cárnicos.
  Los embutidos bien curados suelen ser seguros pero ante la menor duda sobre su procedencia, más vale no tomar el embutido o congelarlo a menos de 18 °C durante 24 horas.
  Cuando se manipule carne cruda se evitará el contacto con mucosas y, después, se deberán lavar bien las manos.
  Todas las superficies y utensilios de cocina que hayan tenido contacto con carne cruda deben ser lavados.
  Debe lavarse bien la verdura, sobre todo si se adquiere directamente de una huerta. La fruta debe pelarse o lavarse adecuadamente. Deben lavarse las manos antes y después de la manipulación de alimentos.
  Si se manipula la tierra o se hace jardinería, es conveniente ponerse guantes.
  Evitar el consumo de agua potencialmente contaminada por toxoplasma.
  La transmisión por contacto con gato es poco probable, sobre todo si es un gato doméstico. Pero si quieres quedarte más tranquila, puedes llevarlo al veterinario y que le realicen una serología y diagnostiquen si es portador del toxoplasma. En cualquier caso, evita limpiar sus heces, aliméntalo con carne cocinada (no cruda) y mantenlo alejado de la calle.

- **¿Cómo se diagnostica la toxoplasmosis?:**
  A toda embarazada se le realiza un análisis de toxoplasmosis en el primer trimestre. En este análisis se determinan los anticuerpos IgG. Si es positivo es que estás inmunizada y ya has pasado la infección, por lo que no deberás preocuparte por las medidas preventivas antes expuestas.
  Si la serología es negativa, se te repetirá en el segundo y en el tercer trimestre.

- **¿Qué síntomas clínicos produce la infección en la madre?:**
Lo primero que debes saber es que la toxoplasmosis no suele dar sintomatología en los adultos. Algunas veces se pasa la infección como un cuadro catarral con un poco de fiebre y adenopatías.
La mayoría de las veces se diagnostica la infección en la madre a través de los análisis de rutina realizados en el embarazo.
En el caso de que los anticuerpos de la toxoplasmosis salgan positivos, habiendo sido en los análisis previos negativos, se habla de seroconversión. Los anticuerpos del tipo IgG se positivizan a las dos semanas de la infección y van ascendiendo durante las 6-8 semanas siguientes, persistiendo positivos toda la vida. Otros anticuerpos, los IgM, se positivizan a las dos semanas y persisten durante un año.

- **¿Cómo se actúa ante una infección materna?:**
Lo primero que se realizará ante una seroconversión es un test de avidez de la IgG. Si la avidez es alta, indica que la infección pasó hace tiempo (entre 20 y 40 semanas). Si la avidez es baja, indica infección reciente de menos de 12 semanas de evolución. En caso de baja avidez de la IgG se debe comenzar inmediatamente con tratamiento.

- **¿Cómo se diagnostica la infección fetal?:**
Ante la sospecha de una infección materna en cualquier trimestre del embarazo, se deberá hacer una amniocentesis para detectar la presencia de toxoplasma (mediante su ADN) en líquido amniótico.
Si no se detecta toxoplasma en el líquido amniótico, la paciente podrá estar tranquila, aunque es conveniente que siga con el tratamiento prescrito hasta el parto, así como con realización de ecografías mensuales y seguimiento postnatal.
Si se detecta toxoplasma en líquido amniótico, indica que se ha producido infección fetal y se pondrá un tratamiento más específico. Se hará un estrecho seguimiento del feto con ecografía mensual, sobre todo del sistema nervioso central y resonancia magnética entre las 28 y las 32 semanas de gestación.

- **¿Cómo puede afectarse el feto?:**

  Lo primero que debes saber es que una cosa es que el feto esté infectado, es decir, con presencia de toxoplasma en líquido amniótico, y otra que esté afectado con lesiones congénitas. La ecografía puede detectar algunas afecciones graves como calcificaciones cerebrales o hidrocefalia (aumento de líquido dentro de la cabeza). A veces pueden detectarse calcificaciones en el hígado y ascitis.

  El hecho de que no se detecte nada en la ecografía no excluye que no pueda haber daño neurológico. Por eso, todo recién nacido diagnosticado de infección por toxoplasmosis intraútero, deberá ingresar en neonatología para estudio y tratamiento.

- **¿Cómo se trata la infección por toxoplasmosis en el embarazo?:**

  El tratamiento de entrada, siempre que haya sospecha de infección materna, es la espiramicina 1g/8 horas vía oral hasta el final de la gestación.

  Si se detecta toxoplasma en el líquido amniótico (tras la amniocentesis), deberá sustituirse la espiramicina por pirimetamina 50g/24 horas + sulfadiacina 3g/24 horas, ambos vía oral, más ácido folínico o ácido fólico.

¿Qué es la listeriosis? ¿cómo evitarla?

La listeriosis es un infección producida por la Listeria *monocytogenes*, que se encuentra en múltiples alimentos y plantas. Además se puede aislar en el polvo, el agua y en el suelo. La vía de transmisión en el ser humano se produce a través de alimentos contaminados por esta bacteria.

- **¿Qué alimentos transmiten la listeriosis?:**

ALIMENTOS QUE HAY QUE EVITAR	ALIMENTOS QUE SE PUEDEN COMER
CARNES	
Salchichas tipo Frankfurt y carnes preparadas compradas listas para comer.	Salchichas tipo Frankfurt y carnes listas para comer sometidas a cocción intensa hasta el interior del producto.

ALIMENTOS QUE HAY QUE EVITAR	ALIMENTOS QUE SE PUEDEN COMER
QUESOS	
- Quesos de pasta blanda (feta, brie, camembert, quesos azules o quesos frescos estilo mejicano). - Cualquier queso elaborado con leche no pasteurizada.	- Quesos de pasta blanda si en la etiqueta indica que están elaborados con leche pasteurizada - Quesos de pasta dura (Cheddar) o semiduros (mozzarella). - Quesos pasteurizados para untar, quesos cremosos, requesón, yogur.
PATES	
Patés NO enlatados o esterilizados.	- Patés enlatados o esterilizados
PESCADO	
- Pescados ahumados que requieren refrigeración (salmón, trucha, bacalao, atún o caballa). - Pescado o marisco crudo.	- Pescado ahumado esterilizado o enlatado. -Pescado o marisco cocinado a temperatura >500 °C.
LECHE	
- Leche cruda sin pasteurizar o productos elaborados con leche cruda.	- Leche pasteurizada o productos lácteos elaborados con leche pasteurizada.
VEGETALES	
- Ensaladas o vegetales comprados ya preparados y listos para comer.	- Ensaladas preparadas en casa con vegetales crudos bien lavados.

• **¿Cómo se diagnostica la infección en la mujer embarazada?:**
Los cambios hormonales durante el embarazo producen una alteración del sistema inmunitario que hace más susceptible a la gestante de tener cualquier tipo de infección. La listeriosis es veinte veces más frecuente en la mujer embarazada en comparación con la no embarazada.

La infección en la madre puede ser difícil de diagnosticar debido a que las manifestaciones clínicas son muy inespecíficas y a veces se enmarcan con las propias del embarazo: cansancio, malestar general, falta de apetito y febrícula. En el primer y segundo trimestre el síntoma principal es la fiebre >38 °C sin foco específico. En el tercer trimestre, la listeriosis suele aparecer con un cuadro de infección de la bolsa amniótica, llamada «corioamnionitis», y cursa con fiebre >38 °C, taquicardia materna (>100 latidos/minuto), taquicardia fetal (>160 latidos/minuto), dolor abdominal y/o contracciones uterinas.

La confirmación diagnóstica únicamente es posible mediante cultivo de sangre de la madre (hemocultivo) o líquido amniótico a través de una amniocentesis. Además, en los análisis de sangre aparecen alteraciones como aumento de leucocitos y neutrófilos y de la proteína C reactiva.

- **¿Cómo diagnosticar una infección en el feto?:**
La listeria se transmite al feto a través de la placenta y en concreto esta bacteria tiene una especial apetencia por la placenta.

La única manera de saber si el bebé tiene listeriosis es mediante la realización de una amniocentesis donde se confirme la presencia de *Listeria monocytogenes* en el líquido amniótico.

- **¿Qué daños puede causar la listeriosis en el feto?:**
En un 40 a 50% de los casos produce la muerte fetal o neonatal.

Si la infección se produce en el primer o segundo trimestre del embarazo, produce abortos o muerte fetal intrauterina.

Si la infección se produce en el tercer trimestre produce corioamnionitis y parto prematuro con un 20% de mortalidad. De los fetos supervivientes, la gran mayoría (2/3) tienen daño neurológico con retraso cognitivo y psicomotor.

- **¿Cómo se puede evitar la listeriosis?:**
Además de evitar ingerir los alimentos arriba señalados, existen otras medidas preventivas.

 - Consumir lo antes posible todos los alimentos perecederos

que estén precocinados o que vengan listos para comer. Observar las fechas de caducidad. La listeria puede crecer a las temperaturas de refrigeración de 0 a 8 °C, o incluso más bajas.

- Limpiar con frecuencia el frigorífico.
- Controlar la temperatura de la nevera, ya que debe mantenerse como máximo a 5 °C
- Lavarse las manos con agua caliente y jabón después de manipular cualquier tipo de alimento fresco. Del mismo modo, se deben lavar meticulosamente la tabla de cortar, los platos y los utensilios utilizados para cocinar y comer, con el fin de eliminar cualquier bacteria que haya podido contaminar los alimentos antes de ser cocinados.
- Lavar bien las frutas y verduras antes de consumirlas.
- Cocinar bien todos los alimentos (salchichas, embutidos, patés).
- Recalentar muy bien todas las sobras de las comidas hasta que se observe el vapor. El calor puede ayudar a matar cualquier bacteria.
- Evitar ingerir alimentos con leche cruda no etiquetados de venta en mercadillos, casas rurales, etc.

• **¿Cuál es el tratamiento de la listeriosis?:**
Un tratamiento precoz mejora la evolución tanto fetal como neonatal. La ampicilina es el tratamiento de elección. Debe administrarse de forma intravenosa durante una semana en dosis de 2 gramos cada 6 horas, por lo que la gestante requiere ingreso hospitalario. Frecuentemente se asocia gentamicina para cubrir posibles infecciones por otros gérmenes, antes de obtener el resultado del hemocultivo y/o el cultivo del líquido amniótico.

¿Qué riesgos tiene la brucelosis para mi embarazo?

La brucelosis, también llamada fiebre de Malta, es una enfermedad infecciosa producida por el bacilo Brucella spp. La infección se produce por la ingestión de comida contaminada como la leche, la nata, los quesos no pasteurizados o la carne cruda, ya que el reservorio de este bacilo lo constituyen los animales domésticos de granja como la vaca, la oveja o la cabra, y lo excretan por la leche. Por este motivo, la brucelosis es más frecuente en áreas rurales. España ocupa el primer lugar de prevalencia de esta enfermedad entre los países europeos.

La síntomas clínicos en la gestante tras la ingestión de alimentos contaminados (fundamentalmente leche o quesos), empieza con fiebre de inicio brusco, acompañada de sudoración profusa con un olor característico como «paja mojada» y, posteriormente, con mucho cansancio y dolor de articulaciones. Cuando la enfermedad progresa la fiebre se eleva a 40-41 °C.

La brucelosis se diagnostica por la sospecha clínica y la historia de una gestante que habita o ha estado de vacaciones en una zona rural ingiriendo productos lácteos. Se confirma la infección mediante un análisis de sangre donde se confirma la presencia de anticuerpos específicos anti-brucella. El test de rosa de Bengala es el más utilizado por su rapidez en el resultado.

El tratamiento de la brucelosis es la tetraciclina, pero en mujeres embarazadas está contraindicado este antibiótico por lo que se administra rifampicina a dosis de 600 mg/día durante 45 días.

Si la infección está en fase activa puede producir abortos y muertes fetales, sobre todo en la primera mitad de la gestación.

Tengo pavor a ir a un restaurante japonés por miedo al anisakis

El parásito, gusano o larva llamado anisakis se encuentra en el pescado crudo o poco cocinado.

Los síntomas en la mujer embarazada aparecen en un plazo máximo de 24 horas tras la ingesta de pescado con anisakis. Estos consisten en náuseas y vómitos continuos acompañados de fuertes dolores abdominales, fiebre y en ocasiones erupción cutánea. En casos menos frecuentes puede producirse una perforación abdominal, ocasionando una peritonitis y requiriendo una intervención quirúrgica de urgencia, o un shock anafiláctico, situaciones que ponen en peligro la vida de la gestante.

El diagnóstico de la infección por anisakis se basa en la sintomatología, en la presencia del parásito en el tubo digestivo tras realizar una endoscopia o en la detección de anticuerpos específicos frente al anisakis en un análisis de sangre.

El mejor tratamiento de la infección por anisakis es la extracción del parásito del tracto intestinal mediante una endoscopia digestiva alta, que consiste en introducir un tubo por la boca y llegar hasta el estómago y duodeno. Esta prueba puede realizarse en las embarazadas y en muchas ocasiones sirve de diagnóstico y tratamiento.

En muchos casos, el tratamiento sintomático es suficiente pues la infección suele acabar curando sola con el tiempo. Se administran antiácidos para aliviar las molestias intestinales al disminuir la irritación de la mucosa intestinal que causa el parásito. Los antihistamínicos o corticoides se administran para paliar los síntomas alérgicos.

La clave para evitar la infección por anisakis es la prevención. A continuación se exponen las medidas preventivas más importantes:

- Congelar el pescado a -20 °C durante al menos 72 horas. Los pescados que se consumen crudos como el sushi, el sashimi, el ceviche, el tartar de atún, los boquerones en vinagre, los marinados o los ahumados, deben haber estado congelados en esas condiciones.
- Cocinar el pescado a 70 °C. Se debe comprobar que el pescado está bien hecho, observando si su color es opaco y si se desprende fácilmente la espina.
- No consumir pescado que se comercialice dentro de cajas que contengan agua o hielo.
- Comprobar el aspecto del pescado antes de consumirlo: olor y color.
- Asegurarse de que en los establecimientos donde se distribuye pescado crudo o en vinagre se indique que previamente lo han congelado.
- Lavarse las manos después de limpiar el pescado y haber extraído las vísceras. Lavar a fondo el cuchillo utilizado.

Es importante recordar que ni el vinagre ni la sal eliminan el anisakis. El pescado que se ultracongela en alta mar no supone ningún peligro para la salud porque se le extraen las vísceras nada más capturarlo, y de esta forma, se eliminan las larvas de anisakis.

Para evitar infectarse por el anisakis, la mujer embarazada debe llevar a la práctica de manera responsable todas las medidas preventivas expuestas.

¿CÓMO PUEDE AFECTAR EL ALCOHOL Y LA CAFEÍNA A MI BEBÉ?

Debes saber que tanto el alcohol como la cafeína se consideran tóxicos para tu embarazo, y más para tu bebé, con lo que el embarazo es la mejor excusa para dejarlos. Sin embargo, no es preciso ser radical, sobre todo con el café, donde una taza al día no está contraindicada. Es cierto que a mayor edad tenemos hábitos adquiridos con los años que nos cuesta más desterrar, como tomar varios cafés al día, una cerveza antes de comer o una copa de vino en cada comida… pero por otra parte, la madurez de los años nos permite ser más conscientes de los daños que podemos originar a nuestro bebé y también tenemos más fuerza de voluntad para abandonar malas costumbres.

Alcohol

Las mujeres que beben alcohol provienen de todos los estratos socioeconómicos, edades y razas. El consumo de alcohol durante el embarazo es frecuente, habiéndose comunicado una prevalencia en las embarazadas de un 10% de ingesta moderada y un 3% de ingesta excesiva. Esta alta prevalencia del consumo de alcohol antes y durante el embarazo, pone de relieve la necesidad de educar a todas las mujeres en edad reproductiva sobre los daños potenciales de la exposición al alcohol en el feto en desarrollo.

El alcohol que ingiere la gestante pasa a través de la placenta hasta el feto. El alcohol se descompone mucho más lentamente en el cuerpo del feto que en el de un adulto, por lo que los niveles de alcohol en la sangre del bebé permanecen más elevados durante más tiempo en comparación con los de la madre.

No existe una relación exacta entre la cantidad de alcohol consumido durante el período prenatal y la extensión del daño causado por el alcohol en el bebé. Los bebés cuyas madres han consumido alcohol durante el embarazo pueden manifestar efectos fetales del alcohol, defectos al nacimiento relacionados con el alcohol, el síndrome de alcoholismo fetal (SAF) o también pueden ser normales. El término trastorno del espectro del alcoholismo fetal (TEAF) se ha acuñado para describir la amplia gama de secuelas adversas del alcohol en la descendencia. El síndrome de alcoholismo fetal (SAF) representa la más grave de las secuelas tras la exposición fetal al alcohol. Este síndrome consta de tres alteraciones:

- Alteraciones faciales características: labio superior muy delgado, hendidura palpebral debajo de los ojos corta, micrognatia (barbilla pequeña), puente nasal bajo (entre los ojos), nariz corta y surco nasolabial plano. La presencia de tres rasgos característicos son suficientes para cumplir el primer criterio diagnóstico de síndrome alcohólico fetal.

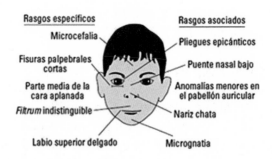

- Retraso del crecimiento tanto en altura como en peso ajustado a edad, a sexo y a raza. Este retraso se suele diagnosticar tanto en la etapa fetal prenatal, catalogándolo de crecimiento intrauterino retardado, como en la etapa postnatal y en la infancia.
- Alteraciones neurológicas, entre las que se incluyen: cabeza

pequeña, mala coordinación, retraso en el aprendizaje, inteligencia baja, problemas de comportamiento, sordera, problemas de atención e hiperactividad, retraso en el desarrollo psicomotor, problemas en el habla y déficits de memoria.

Todos estos problemas del recién nacido o el niño con SAF son permanentes y permanecerán de por vida con mayor o menor severidad.

El consumo de alcohol está íntimamente relacionado con partos prematuros. También se ha descrito un aumento de abortos y muerte fetal intraútero en gestantes alcohólicas.

No se han determinado cuáles son las dosis seguras de consumo de alcohol en el embarazo. La evaluación del impacto del alcohol sobre el desarrollo fetal es difícil de estimar debido a las variaciones personales en las tasas de aclaramiento materno de alcohol, sensibilidad fetal del desarrollo, susceptibilidad genética y factores de confusión tales como el uso de varias sustancias asociadas. Debido a que el alcohol es un teratógeno para el feto (causa malformaciones) y altera el crecimiento y el desarrollo neurológico fetal en todas las etapas del embarazo, las sociedades médicas de varios países recomiendan la abstinencia total durante la gestación.

A continuación se exponen una recomendaciones que deben seguir todas las embarazadas:

- Si estás embarazada, no bebas nada de alcohol.
- Si estás intentando quedarte embarazada, elimina el alcohol de tu dieta.
- Si no sabías que estabas embarazada y has bebido alcohol, déjalo de tomarlo lo antes posible.
- Elige para beber versiones sin alcohol de las bebidas que te gustan.
- Si no puedes controlar el beber alcohol, evita la compañía con personas que lo beban.
- Si padeces alcoholismo, debes vincularte a un programa de rehabilitación para el alcoholismo. Debes acudir a controles estrictos con tu médico.

Cafeína

La cafeína y sus metabolitos atraviesan fácilmente la placenta y se pueden encontrar en cantidades cuantificables en la sangre y el líquido amniótico fetal. El metabolismo de la cafeína materna disminuye significativamente durante el embarazo, aumentando su vida media tres veces en el tercer trimestre, llegando de 11,5 a 18 horas. El feto metaboliza la cafeína muy lentamente, debido principalmente a la inmadurez de las enzimas hepáticas y a la falta de actividad para metabolizar la cafeína en la placenta. Por lo tanto, incluso con un bajo consumo de cafeína materna en el embarazo, se asume una exposición prolongada del feto a la misma, sobre todo cuando la madre es genéticamente una metabolizadora lenta de cafeína.

Diversos estudios han confirmado los efectos negativos de la ingesta de café en el embarazo y cómo este riesgo aumenta con el incremento de la dosis de cafeína.

Niveles de cafeína aumentados en el plasma materno parecen estar asociados con una mayor duración de la excitación fetal, aumento de la variabilidad de la frecuencia cardíaca fetal, una frecuencia cardíaca fetal basal más baja y un aumento de la actividad de respiración fetal.

En uno de los estudios donde se incluyeron a más de 100.000 mujeres, el riesgo de tener un recién nacido de bajo peso aumentó un 13% por cada 100 mg/día de cafeína consumida. Otra revisión, que incluyó datos de veintiséis estudios realizados sobre el efecto de la cafeína en el embarazo, informó de un aumento del riesgo del 19% de aborto o muerte fetal por cada 150 mg/día de cafeína consumida. Debido a las limitaciones de los datos de estos estudios y asumiendo que existen otros factores asociados a los resultados obstétricos, no se puede desaconsejar el consumo de cafeína en el embarazo. En una gestante con un consumo normal de cafeína (1 o 2 tazas de café al día) no parece haber una asociación entre el consumo de esta y la aparición de anomalías congénitas, abortos, restricción del crecimiento fetal o parto prematuro.

Las sociedades científicas de obstetricia y ginecología de diferentes países, incluyendo la española, recomiendan limitar el consumo de cafeína a menos de 200 mg al día durante el embarazo.

A continuación se expone una lista con alimentos y bebidas y su contenido en cafeína aproximado, debido a la gran variabilidad dependiendo la cantidad consumida y la marca comercial.

	CAFEÍNA (mg)
CAFÉS	
Café molido 1 taza	133
Café instantáneo 1 taza	93
Café descafeinado 1 taza	5
Expreso 1 tacita	40
Expreso descafeinado	4
TÉS	
Té natural 1 taza	53
Té verde 1 taza	15
Té negro 1 taza	32
Nestea 1 lata	26
REFRESCOS	
Bebida de cola (Coca-Cola, Pepsi Cola) normal o light 1 lata	35-47
Red Bull 1 lata	80
Bebida TAB	46
OTROS ALIMENTOS	
Helado de café 1 taza	58-84
Café helado (tipo Starbucks)	50-60
Chocolate caliente 1 taza	13

Bibliografía
» De La Calle M., Armijo O. La dieta de la fertilidad y el embarazo. Editorial Arcopress 2016 ISBN: 978 84 16002726.

Tengo intolerancia al gluten y yo a la lactosa, ¿qué hago ahora en el embarazo?

Cada vez se diagnostican más personas con alergias o intolerancias alimentarias, como son al gluten o a la lactosa. Con los años pueden ir aumentando dichas intolerancias, por lo que es posible encontrar embarazadas mayores de 40 años a las que recientemente les hayan diagnosticado una intolerancia al gluten o la lactosa. Algunas mujeres, aunque no tienen demostradas esas intolerancias, han comprobado que se encuentran mejor de sus dolencias —como dermatitis atópica, malas digestiones, hinchazón de abdomen, artritis etc.— cuando toman alimentos sin gluten o sin lactosa. Y ahora en el embarazo, ¿deben renunciar a esas costumbres? ¿se deben mantener estas restricciones durante el embarazo? Las que estáis en esta situación os preguntaréis si estas dietas restrictivas tienen efectos perjudiciales para vosotras o para vuestro bebé.

DIETA SIN GLUTEN (MUJERES CELÍACAS O INTOLERANTES AL GLUTEN)

Aunque las dietas libres de gluten son populares y muy promovidas en la prensa por sus posibles beneficios para la salud, no hay evidencia científica de que seguir una dieta libre de gluten tenga claros beneficios en las mujeres sin la enfermedad celíaca o la sensibilidad al gluten confirmada.

La eliminación de alimentos ricos en gluten durante el embarazo puede dar lugar a una ingesta insuficiente de tiamina, riboflavina, niacina, ácido fólico y hierro. Sin embargo, la sustitución por otros alimentos de grano entero como la cebada, arroz integral, trigo sarraceno o maíz de grano entero, puede prevenir cualquier deficiencia nutricional y considerarse como dieta segura.

Las mujeres con enfermedad celíaca deben tomar una dieta libre de gluten. En diferentes estudios se ha comprobado que las mujeres con enfermedad celíaca no tratada tienen un mayor riesgo de fracaso reproductivo en comparación con las mujeres en la población general. El tratamiento con una dieta libre de gluten elimina los síntomas de la enfermedad celíaca (diarrea, vómitos, distensión abdominal o pérdida de peso) que pueden complicar el embarazo. Además, la falta de nutrientes debido a la malabsorción intestinal puede causar alteraciones fetales. Por eso es importante insistir en que la gestante celíaca debe seguir su dieta estricta sin gluten, debido a que esta dieta no tiene ninguna repercusión negativa sobre el crecimiento y desarrollo fetal. La embarazada celíaca debe recibir todos los suplementos necesarios del embarazo (folatos, yodo y vitamina B12). En ellas es especialmente importante el aporte de hierro, ya que las gestantes celíacas tienen más frecuentemente anemia ferropénica. Es importante recordar que la gran mayoría de los complejos alimentarios polivitamínicos del embarazo están exentos de gluten.

DIETA SIN LACTOSA

La intolerancia a la lactosa es debida a que en el organismo existe poca o ninguna cantidad de la enzima lactasa (que se produce en el borde de las células que recubren las vellosidades del intestino delgado), y que deriva en una imposibilidad de metabolización de la lactosa.

Los síntomas de las personas intolerantes a la lactosa se presentan tras la ingestión de productos lácteos: náuseas, vómitos, dolor y distensión abdominal, espasmos, gases, diarreas ácidas, heces pastosas y enrojecimiento perianal.

Las gestantes con problemas de absorción de la lactosa mejoran la tolerancia a la misma en la última etapa del embarazo. Esto se ha atribuido a que al final de la gestación es más lento el tránsito intestinal y existe una adaptación de las bacterias a un aumento de la ingesta de lactosa.

Las mujeres que no pueden consumir cantidades adecuadas de calcio a través de los productos lácteos y otros componentes de la dieta pueden tomar suplementos de calcio o consumir alimentos y bebidas suplementadas con calcio.

CONSUMO DE EDULCORANTES

No hay evidencia de que el consumo de edulcorantes como aspartamo, sucralosa, sacarina, ciclamato, acesulfamo potásico o esteviósido (Stevia) por parte de las mujeres embarazadas aumente el riesgo de defectos en el recién nacido, en comparación con el riesgo de referencia en los recién nacidos de la población general.

Sin embargo, el consumo de sacarina en el embarazo ha sido motivo de preocupación en los últimos años debido a que esta atraviesa la placenta llegando al feto y eliminándose en él mucho más lentamente que en el adulto. Puesto que hay alternativas al uso de la sacarina con otros edulcorantes ya referidos, se cree que es prudente evitarla durante el embarazo.

AYUNAS

Algunas mujeres embarazadas realizan periodos de ayuno durante varias horas al día, durante uno o más días, por razones religiosas o de otro tipo. Estas actividades pueden tener efectos perjudiciales tanto para el feto como para la madre.

No están bien definidos los efectos del ayuno durante el día en las mujeres embarazadas sanas. En estudios realizados en ovejas embarazadas, el efecto más observado tras el ayuno es la reducción en los movimientos respiratorios fetales, con la normalización de estos tras la ingesta de alimentos por parte de la madre. Sin embargo, no hay información sobre el efecto de la cetonuria (cuerpos cetónicos en la orina) producida por el ayuno en el resultado fetal o neonatal, siempre que no exista cetoacidosis (acidificación excesiva de la sangre), situación que sí puede ser perjudicial en la embarazada.

Los estudios sobre el resultado del embarazo en mujeres sanas que ayunaron durante el mes de Ramadán no han reportado efectos adversos en el feto o el flujo sanguíneo uterino. Sin embargo, algunos autores han planteado la hipótesis de que el ayuno prolongado durante el embarazo puede dar lugar a alteraciones permanentes en la fisiología fetal, que tienen consecuencias en la vida adulta, como menor estatura o menor peso.

Bibliografía
» De La Calle M., Armijo O. La dieta de la fertilidad y el embarazo. Editorial Arcopress 2016 ISBN: 978 84 16002726.

¿Qué riesgos se añaden si tengo una gestación múltiple?

¿POR QUÉ TENGO MÁS PROBABILIDAD DE TENER GEMELOS?

Como bien sabrás, la edad avanzada se asocia con un incremento de los embarazos múltiples, tanto por el riesgo natural de ovular varias veces, como por el mayor uso de técnicas de reproducción asistida.

Un tercio del aumento de las gestaciones múltiples en las décadas actuales ha sido atribuido al incremento de la edad materna al embarazarse. ¿Y esto por qué ocurre? A medida que la mujer tiene más años, aumenta el riesgo de tener gemelos. Esto se debe a un aumento en la secreción de la hormona foliculoestimulante (FSH) que induce ovulaciones dobles, pudiendo dar lugar a gestaciones gemelares dicigotas. El riesgo de concebir una gestación gemelar aumenta cuatro veces a los 35 años en comparación a los 15 años.

Pero si hay algo que haya contribuido al aumento de las gestaciones múltiples, sobre todo en edades avanzadas, es el uso de técnicas de reproducción asistida. Estas técnicas han aumentado veinte veces más la incidencia de una gestación gemelar, en comparación con la concepción de estos embarazos de forma espontánea.

Hoy en día, un 70% de las gestaciones gemelares provienen de técnicas de reproducción asistida.

Aproximadamente, un 25-34% de los tratamientos de Fecundación in Vitro (FIV), terminan en una gestación gemelar, un 8,6% en una gestación triple y un 0,9% en una gestación cuádruple. En Estados Unidos, un 1% de todos los nacimientos y un 18% de todos los gemelos, son fruto de técnicas de reproducción asistida. Estos tratamientos son responsables del incremento de las gestaciones múltiples en dos tercios de los casos.

Dependiendo del tipo de tratamiento, estos porcentajes varían.

Con el uso de citrato de clomifeno para inducir la ovulación, se han descrito tasas de gestaciones múltiples de 6-17%, y con el empleo de gonadotropinas, de 18-53%. Según datos de la Sociedad Europea de Reproducción Humana y Embriología (ESHRE), recogidos de veintidós países europeos, tras una FIV o una inseminación intracitoplasmática (ICSI) se obtienen un 73,6% de embarazos únicos, un 24,4% de embarazos gemelares, un 2% de embarazos triples y un 0,04% de embarazos cuádruples, con un total de un 26,4% de embarazos múltiples.

Debido a que en la FIV y la ICSI el médico decide el número de embriones que se transfieren, las gestaciones múltiples conseguidas con estas técnicas dependen del equipo médico. Las Sociedades Españolas y Europeas de Fertilidad han emitido unas recomendaciones sobre el número de embriones a transferir en cada ciclo. La transferencia de varios embriones consigue que la mayoría de las gestaciones gemelares sean dicigotas (dos embriones). El 95% de las gestaciones gemelares conseguidas con técnicas de reproducción asistida son dicigóticas, en comparación con el 70% de las gestaciones gemelares espontáneas. En mujeres de más de 40 años la técnica de elección es la FIV, por lo que el riesgo es mayor de tener una gestación gemelar, tanto por transferencia de dos embriones como por transferencia de un embrión que luego se divide (gestación monocigota).

Por último, hay que señalar también que el haber tenido más hijos previos aumenta el riesgo de gemelos. Es decir, a mayor paridad, más riesgo de gemelaridad. Y en el caso de mamás por encima de los 40 años, no es raro que decidan ir a por la parejita o a por el tercer hijo y se embaracen de gemelos.

¿QUÉ COMPLICACIONES PUEDEN TENER ESTOS EMBARAZOS PARA MÍ?

En un embarazo se producen muchos cambios hormonales, físicos, metabólicos y psíquicos. Estos cambios aparecen antes y de forma «más florida» en las gestantes embarazadas de gemelos, por lo que a veces si son muy intensos estos síntomas, pueden recordar a los que aparecen en alguna enfermedad, como palpitaciones, cansancio, nauseas continuas, vómitos o dificultad respiratoria[1].

Además, la intensidad de estos síntomas se relaciona en muchos casos con el número de fetos: a mayor número de fetos, mayor intensidad de la sintomatología.

Las gestantes de gemelos tenéis más predisposición a desarrollar diabetes durante el embarazo. La incidencia de diabetes gestacional en vosotras es de un 7,7% frente a un 4,1% en las gestaciones únicas. Según distintas publicaciones, esta incidencia aumenta con el aumento del número de fetos, por lo que en una gestación triple la incidencia de diabetes gestacional es mayor. Como ya hemos explicado en anteriores capítulos, la edad materna avanzada es también un factor de riesgo de diabetes gestacional, por lo que en vuestro caso se sumarían dos factores de riesgo (gemelaridad y edad) y, de esta manera, la probabilidad de tener una diabetes en el embarazo está aún más aumentada. La explicación reside en el mayor volumen de masa placentaria que es la responsable, entre otras acciones, de segregar a la sangre materna hormonas diabetogénicas, que tienen un papel importante en la instauración de la diabetes[1].

El manejo de la diabetes en vosotras es igual al de una gestación única. La necesidad de administrar insulina en la gestante diabética de gemelos es similar a la de un embarazo único, así como los controles de glucemia antes y después de las comidas.

Tanto la hipertensión arterial gestacional como la preeclampsia son el doble de frecuentes en las gestantes de gemelos en comparación con las gestaciones únicas.

Además, la preeclampsia severa precoz (antes de las 34 semanas de gestación) también aparece con más frecuencia en las gestaciones gemelares. Se sabe que a mayor número de fetos, mayor es la predisposición a la preeclampsia. Muchas veces coinciden en una misma paciente embarazada de gemelos varios factores de riesgo para desarrollar preeclampsia como son hipertensión arterial previa, edad mayor o igual a 40 años, nuliparidad (que es su primer embarazo), sobrepeso u obesidad (índice de masa corporal >25 kg/m2) y donación de ovocitos.

El manejo de la hipertensión gestacional y la preeclampsia es igual en una gestación única que de gemelos. El pronóstico de estas complicaciones es similar al de las gestaciones únicas.

¿HAY MÁS RIESGO DE PREMATURIDAD?

La prematuridad es una de las complicaciones que más nos preocupan de las gestaciones gemelares. Se define por prematuridad cuando un feto nace antes de la semana 37 de embarazo. En las gestaciones gemelares, debido a la sobredistensión uterina, comienzan antes las contracciones y un 15% de los partos se desencadenan antes de la semana 34 (cuando aún no están maduros los pulmones y el riesgo de enfermedad de membrana hialina, entre otras complicaciones, es muy alto) y un 60% antes de la semana 37. En cifras de peso de los recién nacidos, esto se traduce en que un 57% de los gemelos tienen un bajo peso (menor de 2.500 gramos) y un 10% un muy bajo peso (menor de 1.500 gramos). Por tanto, podemos decir que la prematuridad en los embarazos gemelares es la causa más importante de morbilidad y de mortalidad fetal y uno de los motivos principales por los que se les consideran «embarazos de riesgo». También hay que tener en cuenta que algunos de estos gemelos prematuros no son por partos desencadenados espontáneamente, sino por partos inducidos por el ginecólogo debido a problemas de los bebés o de la madre, tal y como se ha expuesto previamente.

En tu caso, para prevenir que te pongas de parto de manera inesperada, te medirán el cuello del útero a partir de la semana 20 de embarazo y cada cuatro semanas hasta el final del embarazo. Si el cuello se acorta es un marcador de prematuridad, por lo que te pondrán o bien un pesario cervical o te recomendarán óvulos de progesterona vaginales.

Sorprendentemente, aunque las gestaciones gemelares se asocian a más complicaciones en general, tanto por las enfermedades de la madre en el embarazo (diabetes y preeclampsia) como por la prematuridad, no se ha demostrado que estas complicaciones aumenten en madres de gemelos de edad avanzada en comparación con madres de gemelos de menor edad. Es decir, tu edad no añade un factor de riesgo más para estas complicaciones. En un estudio realizado en Bélgica en el año 2008, con más de doscientas embarazadas de gemelos mayores de 35 años, no se encontró más riesgo de prematuridad ni de recién nacidos de bajo peso comparado con mujeres más jóvenes también con embarazos gemelares, a pesar de que en las mayores estaba aumentado el riesgo de hipertensión arterial[2].

Si estás embarazada de gemelos, independientemente de la edad, te aconsejo que leas mi libro sobre gemelos para poder entender mejor todo lo que te está pasando y cómo debes controlar este embarazo.

Bibliografía

[1] De la Calle M. (2015). Embarazada de gemelos. El manual indispensable para quienes esperan un par de gemelos… o más. Editorial Arcopress. 2015. ISBN: 978-84-16002-35-1.

[2] Delbaere I., Verstraelen H., Goetgeluk S., et al. Perinatal outcome of twin pregnancies in women of advanced age. Hum Reprod 2008; 23:2145.

¿Qué estilo de vida debo llevar?

Básicamente, te debes cuidar como cualquier mujer embarazada. No por tener más de 40 años debes cuidarte de manera distinta.

DIETA

En el capítulo referente a la nutrición te indicamos qué debes comer y en cuantas cantidades. De la misma forma, hacemos hincapié en los kilos que debes engordar, porque recuerda que no se trata de comer por dos.

No olvides abandonar el tabaco y el alcohol pues son muy perjudiciales tanto para tu salud como para la de tu bebé.

EJERCICIO

En cuanto al ejercicio, hay que desmentir el mito de que el ejercicio físico es un riesgo para tu cuerpo o para tu bebé. Es aconsejable que hagas ejercicio en el embarazo. Ahora bien, debes hacer un ejercicio adaptado a tu embarazo y a tus características físicas. Por tanto, la regla número uno es que no se trata de sudar una barbaridad hasta quedarte exhausta y a veces hasta marearte, sino de estar en forma, ágil y, sobre todo, encontrarte bien a pesar del incremento de peso que vayas adquiriendo en el embarazo. Cuanto menos te muevas en el embarazo, más te constará moverte a medida que transcurra el mismo.

¿Cuáles son los beneficios del ejercicio durante la gestación?

• Una rutina de entrenamiento físico adecuado fortalece los músculos de la espalda y evita lumbalgias e incluso ciáticas. Ten en cuenta que, a medida que aumente el tamaño del útero, el cuerpo tiende a curvarse hacia delante y, para no caerte, doblas tu espalda hacia atrás produciendo la llamada hiperlordosis y, posteriormente, la compresión de la salida del nervio ciático con el dolor acompañante.

- La actividad física sobre el suelo pélvico reduce las complicaciones en el parto, como los desgarros y la incontinencia urinaria posterior. A estas edades puede que ya tengas cierto grado de incontinencia urinaria (sobre todo si ya has tenido partos previos) y que se incremente durante el embarazo y más en el postparto. Además, fortalecerás los músculos del canal del parto y esto favorecerá que empujes mejor y podrá disminuir el riesgo de que te hagan una cesárea. En un estudio randomizado sobre sesenta gestantes de Estados Unidos, se demostró que aquellas que realizaban de 45 a 60 minutos de ejercicio aeróbico cuatro días a la semana, tenían menos tasa de cesáreas, con un peso de los recién nacidos similar a las que no hacían ejercicio[1].

- Mantener una adecuada actividad física mejora la calidad del sueño. Por la noche seguirás estando cansada, pero podrás dormir de un tirón sin despertarte de manera imprevista a mitad de la noche, salvo para ir a orinar.

- Reduce el riesgo de diabetes gestacional. Las embarazadas con diabetes gestacional, si realizan ejercicio diario (como andar a paso ligero durante una hora al día) tienen un mejor control glucémico y menos necesidad de ponerse insulina para regular su diabetes. Ya os hemos explicado que a partir de los 40 años aumenta el riesgo de diabetes en el embarazo, por lo que para vosotras es especialmente importante hacer ejercicio para evitar una diabetes en el embarazo, sobre todo las que empezáis la gestación con sobrepeso u obesidad.

- El ejercicio físico también ayuda a controlar la subida de tensión arterial. Un estudio realizado en el año 2012 por el Dr. Bradley Price, demostró que las gestantes que realizaban ejercicio físico cuatro veces por semana desde las semanas 12 a la 14, desarrollaron menos hipertensión arterial1. Esto es muy importante, sobre todo en las gestantes con obesidad (IMC > 30 kg/m2) porque el riesgo de hipertensión arterial en el embarazo es muy alto. Además, al igual que la diabetes, el riesgo de desarrollar una hipertensión arterial gestacional o una preeclampsia está aumentado a partir de los 40 años como ya os hemos explicado en capítulos anteriores. El ejercicio continuo en el embarazo contribuye a reducir este riesgo significativamente.

- El ejercicio físico disminuye el riesgo de depresión y mejora el estado de ánimo. El embarazo supone un gran cambio hormonal y físico que hace que aumente tu labilidad emocional y la tendencia a la distimia o depresión. Al realizar ejercicio físico se liberan endorfinas que contribuyen a aliviar las sensaciones de depresión y ansiedad[2].

- El ejercicio contribuye a la reducción de estrés ya que libera norepinefrina en el cerebro, lo que genera un estado de relajación frente al estrés.

- Mejora el ritmo cardiaco del bebé. Durante el ejercicio físico aumenta el gasto cardiaco de la madre bombeando también más sangre el feto.

- Mejora el sistema circulatorio. Evitas edemas e hinchazón de pies y piernas. También evita que aparezcan o aumenten la varices si ya tenías.

- Previene hemorroides y estreñimiento. El ejercicio favorece el tránsito intestinal y que hagas deposición. Sabes que durante el embarazo se segregan hormonas en la placenta que enlentecen el movimiento de las asas intestinales. Además, la compresión del propio útero favorece también este enlentecimiento. Si estás tomando hierro, el estreñimiento puede hacerse pertinaz. Por eso, hacer ejercicio te ayudará en esta complicación que a veces es muy molesta.

¿Qué tipo de ejercicios se recomiendan en el embarazo?

Si no tienes ningún problema médico grave, como una cardiopatía congénita, una epilepsia mal controlada, una enfermedad musculoesquelética etc.) o no has tenido un parto prematuro, puedes realizar cualquier ejercicio adaptado a un embarazo. Aun así, es mejor que consultes antes a tu matrona o tu ginecólogo sobre el mejor ejercicio a realizar en tu caso concreto.

Te aconsejamos a continuación una lista de ejercicios y deportes teniendo en cuenta los hábitos y preferencias personales de cada una.

- **Caminar**. Si no estás acostumbrada a realizar ejercicio lo mejor es que empieces por las caminatas, pues no requieren condiciones especiales ni entrenamiento previo. Lo mejor es que camines por un parque o bosque mejor que entre coches y polución. Puedes ir acompañada pero recuerda no hablar mucho pues te fatigarás más. Mi recomendación es que vayas sola y te dediques este tiempo para ti; para escuchar música, un audiolibro o simplemente que respires aire fresco, sientas la brisa en la cara y admires las maravillas de la naturaleza y los cantos de los pájaros. Puedes caminar desde el principio del embarazo hasta el día antes del parto. De hecho, al final del embarazo, favorece la llegada del bebé porque desencadena contracciones y ayuda a que el bebé se encaje mejor en la pelvis. Caminar, además, te ayuda a controlar tu peso sin forzar demasiado tu organismo, debido a que es un ejercicio aeróbico pero de bajo impacto.
- **Matronatación o ejercicio en el agua**. En el agua tu cuerpo y tu tripa no pesan. Sumergida en el agua no sudarás mientras realizas ejercicio. Además, el ejercicio en el agua reduce el riesgo de lesión o de forzar mucho los músculos. Puedes practicar natación haciendo largos en la piscina. Nadar de espaldas te ayudará a disminuir los dolores de espalda a nivel lumbar. También hay clases de aquaeróbic para embarazadas. Estos ejercicios mejoran la capacidad respiratoria y circulatoria.
- **Pilates**. Es muy beneficioso. Mejora la postura corporal y ayuda a prevenir dolores de espalda. También fortalece el suelo pélvico, tanto de cara al parto como en el posparto. Mejora el tránsito intestinal y disminuye el estreñimiento. Lo único que debes evitar es realizar posturas boca abajo o ejercicios que presionen el vientre o hagan perder el equilibrio. Los estiramientos son fundamentales para tu cuerpo pues disminuyen los dolores a todos los niveles.
- **Gimnasia de mantenimiento**. Es perfecta para el embarazo. Evita saltos bruscos. Los fondos y los abdominales tampoco están recomendados, sobre todo a partir del final del segundo

trimestre. Hay clases específicas para embarazadas.
- **Ciclismo**. Esta actividad te puede relajar, sobre todo si la practicas en el campo al aire libre. Evita caminos de piedras o con muchas irregularidades. Ayuda a mejorar tu circulación en las piernas. Pero recuerda que, como mucho, debes practicarlo hasta el quinto o sexto mes (20-24 semanas) de embarazo ya que el volumen de la tripa puede incomodarte bastante y desequilibrarte. En la recta final puedes practicar bicicleta estática pero el spinning no está muy recomendado a grandes velocidades por el riesgo de síncope y mareo.

¿Cuándo se contraindica el ejercicio?

Hay pocas situaciones donde se contraindica la práctica del ejercicio, pero debes conocerlas por si te encuentras en alguna de ellas.

- Si estás sangrando porque tienes una amenaza de aborto.
- En el primer trimestre tras una técnica de reproducción asistida (Fecundación in Vitro o Inseminación artificial).
- Si tienes un hematoma detrás de la placenta o la bolsa amniótica (hematoma retroplacentario o retroamniótico).
- Si tienes una amenaza de parto prematuro, te han diagnosticado un cuello del útero corto y te han puesto un pesario cervical o estás con progesterona vaginal.
- Si tienes una enfermedad que contraindica el ejercicio físico.
- Si tienes placenta previa oclusiva parcial o total. En los casos de placenta de implantación baja o marginal la contraindicación es relativa.

RELAJACIÓN Y MEDITACIÓN

La práctica de relajación y meditación está recomendada en todas las embarazadas sin que exista ninguna contraindicación. Es bueno encontrar a diario un tiempo para ti. Puedes hacerlo fuera de casa en clases o cursillos de relajación o meditación. También las matronas suelen enseñaros técnicas de relajación. Si estás muy liada puedes hacerlo en casa a través de múltiples aplicaciones que podrás descargarte en el móvil. También en Youtube encontrarás prácticas de relajación para embarazadas.

Una práctica sencilla de relajación en casa es ponerte una música relajante y sentarte en el suelo o en una silla. A continuación vas poco a poco, de abajo hacia arriba, endureciendo cada músculo de tu cuerpo unos segundos para luego relajarlo. Empezando por los pies, subiendo por piernas, pantorrillas, muslos, nalgas, abdomen, manos, brazos y cara. Al final, en la cara, se trata de contraer ojos, cejas, mandíbula y boca para relajarlos posteriormente. Terminado este proceso, debes repetirlo de arriba abajo. Al acabar sentirás tu cuerpo relajado y flácido. Hazlo despacio y consciente de cada parte de tu cuerpo, contrayendo y relajando.

Estar relajada es fundamental para tu salud y la de tu bebé. Si sientes ansiedad se la transmites también a tu hijo. Al estrés que puede suponerte el embarazo, se suele sumar el estrés en tu vida diaria profesional y/o familiar. En mujeres de tu edad no es raro que tengáis puestos de responsabilidad en el trabajo y/o más hijos en casa, por lo que tenéis un perfil de una mujer más estresada. Aprender a relajarte te enseñará a disminuir tus dolores de espalda, tus contracturas cervicales, tu taquicardia y tu cefalea. Estas dolencias son muy frecuentes en las embarazadas, pero más en mujeres estresadas con varios frentes abiertos, como ocurre con frecuencia en tu caso.

La relajación también te ayudará a dormir mejor por la noche y a conciliar el sueño sin dificultad.

El yoga durante el embarazo mejora la postura corporal y ayuda a prevenir dolores de espalda y te hace ser más consciente de tu cuerpo en plena transformación. Te ayuda a eliminar la sensación de nerviosismo que el propio embarazo genera a través de la respiración y el movimiento consciente de tu cuerpo. La respiración asegura una buena oxigenación a tu bebé. Durante la práctica del yoga eres consciente de los movimientos de tu hijo favoreciendo el vínculo y la comunicación antes de nacer.

La práctica de meditación y relajación también son beneficiosas para el momento del parto, ya que te ayudará a afrontar las sensaciones físicas del parto y contribuirá a que mentalmente estés más tranquila. Una vez iniciado el trabajo del parto, saber relajarte te ayudará a no fatigarte tanto y a ahorrar energía para la fase final del expulsivo.

La práctica de la relajación también te servirá en el posparto y el puerperio pues son momentos de mucho estrés. Si vas adquiriendo una rutina desde el embarazo te será mucho más fácil continuarla tras el parto. Recuerda que todo lo que se repite durante 21 días seguidos termina convirtiéndose en un hábito. Por tanto, el embarazo es un buen momento para adquirir unos hábitos saludables para tu cuerpo y tu mente el resto de tu vida.

La edad, en tu caso, juega a tu favor. Eres más consciente de lo importante que es cuidarte tanto por fuera como por dentro. Estando tú bien podrás cuidar con más alegría a tu bebé. A estas edades está demostrado que las mujeres sois más responsables, más sensatas y, sobre todo, más constantes. Así que aprovecha esta etapa de madurez en tu vida para tu mejor proyecto vital: tu hijo.

RELACIONES SEXUALES

Las relaciones sexuales no están contraindicadas en el embarazo a no ser que tengas una amenaza de aborto, una amenaza de parto prematuro o una placenta previa.

Dejando aparte estas situaciones, debes saber que el sexo no es perjudicial ni para ti ni para tu bebé. Las únicas limitaciones que puedes tener van a depender del trimestre del embarazo. En el primer trimestre las náuseas y vómitos, así como la cefalea, pueden impedirte disfrutar del sexo como desearías. En el segundo y tercer trimestre el tamaño del útero y el cansancio pueden impedir realizar ciertas posiciones deseadas.

En el embarazo se dan ciertas circunstancias que paradójicamente favorecen la relaciones sexuales. Durante el embarazo debes saber que los órganos sexuales están más vascularizados (irrigados) y tienen más sensibilidad por lo que llegar al orgasmo te resultará más fácil. Además, la vagina está más lubricada y la penetración te molestará muy poco.

Lo importante es que cada pareja encuentre el equilibrio sexual que se adapte a sus características personales. Algunas mujeres sienten molestias por el peso de la tripa y se sienten incómodas por el movimiento del bebé durante las relaciones sexuales. Por el contrario, otras mujeres tienen la libido disparada por los cambios hormonales.

Debes saber que las relaciones sexuales no adelantan el parto. Las contracciones uterinas producidas tras un orgasmo en la mujer son mucho más suaves en comparación con las que suceden en el parto. Por otro lado, las prostaglandinas del semen están en cantidades muy pequeñas y es raro que favorezcan el ablandamiento del cuello del útero así como las contracciones, como ocurre en el caso de las inducciones de parto donde la cantidad de prostaglandina que se administra es mucho mayor.

El mensaje fundamental que debes llevarte es que a pesar de tu edad y de estar embarazada puedes tener relaciones sexuales en el embarazo con tranquilidad.

Bibliografía
» [1] Price B.B., Amini S.B., Kappeler K. Exercise in pregnancy: effect of fitness and obstetric outcomes a randomized trial. Med Sci Exerc 2012.
» [2] Robledo-Colonia A.F., Sandoval-Restrepo N., Ferley Y., Escobar-Hurtado C., Ramírez-Vélez R.. Aerobic exercise training Turing pregnancy reduces depressive symptoms in nulliparous wome: a randomised trial. Journal of Physiotheraphy 2012.

¿Esperaremos hasta el final del embarazo o me lo provocarán antes? ¿Podré tener un parto vaginal o siempre es una cesárea?

¿CUÁNDO SE TERMINARÁ MI EMBARAZO?

Ya has llegado a las 37 semanas, el límite que marca la prematuridad de la no prematuridad. Te encuentras muy pesada y apenas duermes por la noche. En estos momentos estás deseando que ya llegue el parto pues tu cuerpo ya no puede más y pides a gritos a tu ginecólogo «que saque el bebé ya». Esta situación se agudiza si además te ha costado mucho embarazarte y, después de varios intentos de técnicas de reproducción asistida, por fin has conseguido tu embarazo y el bebé tan deseado. Pero ¿hasta cuándo se esperará? Técnicamente, la fecha probable de parto son las 40 semanas, y si todos los controles ecográficos y los monitores son correctos se puede esperar hasta las 41+3 e incluso hasta las 42 semanas, según los protocolos de cada centro sanitario. Sin embargo, tú ya no quieres esperar un mes más.

Lo primero que debes saber es que si bien en la semana 37 tu bebé ya no es prematuro, hasta la semana 38 los bebés siguen siendo los llamados «prematuros tardíos», pues hasta esta semana pueden aparecer complicaciones (no tan importantes) como la anemia, la ictericia (tu bebé se pone amarillo) o la dificultad respiratoria (distrés respiratorio con soporte de oxígeno).

En una gestación normal (sin complicaciones ni para la madre ni para el feto) se comienzan las monitorizaciones a partir de la semana 40. En vosotras, aunque no haya aparecido ninguna complicación durante el embarazo, lo razonable es empezar las monitorizaciones o registros cardiotocográficos a partir de la semana 37 y repetirlos semanalmente hasta el parto. En los monitores se comprueba el bienestar de tu bebé, así como la presencia de las contracciones. En estas semanas de embarazo y, sobre todo, si refieres tener contracciones (o aparecen en el monitor), ya te pueden explorar el cuello del útero para ver si está dilatado, acortado o cómo es su consistencia. Debes saber que cuanto más acortado, más blando y más dilatado esté el cuello, antes se va a desencadenar el parto. También puedes expulsar a partir de estas semanas el famoso «tapón mucoso», que es una secreción de consistencia mucosa que mantiene sellado el cuello del útero. No siempre la salida del tapón mucoso indica que te vayas a poner de parto, pues en la primíparas pueden pasar hasta varias semanas desde que se haya expulsado.

Si el parto no se desencadena espontáneamente y, por supuesto, no existen complicaciones maternas ni fetales, lo razonable sería terminar el embarazo en torno a la semana 39, sin llegar hasta las 40 semanas. ¿Por qué adelantamos la fecha del parto? Además de las ganas de los padres por ver la carita de su hijo, hay también un componente de ansiedad, ya que en muchos casos son hijos muy deseados tras varios años de tratamientos de fertilidad y los padres no quieren que aparezca ninguna complicación al final del embarazo, teniendo ya el bebé un peso adecuado y estando preparado para vivir fuera de la incubadora. El miedo a que ocurra un infortunio, como la muerte del bebé al final del embarazo, es algo que se les pasa por la cabeza a muchas madres, pero más a las mayores de 40 años porque saben lo costoso (tanto económico como físico) que es embarazarse y la edad juega en su contra para un siguiente embarazo.

¿Pero existe un mayor riesgo real de muerte fetal en madres mayores de 40 años? Diferentes estudios indican que la mortalidad fetal está aumentada en madres mayores de 40 años, en comparación con las de 35 años, a partir de la semana 37 de embarazo. Sin embargo, analizando los datos publicados, muchos de los casos de muerte fetal estaban asociados a enfermedades maternas como preeclampsia o diabetes gestacional mal controlada, o anomalías fetales como cardiopatías congénitas[1,2]. En un estudio realizado en Estados Unidos sobre más de cinco millones de embarazadas, concluyeron que había un pequeño riesgo de muerte fetal entre las 37 y las 41 semanas de embarazo conforme iba aumentando la edad de la madre, independientemente de las complicaciones asociadas, la raza, la paridad o las enfermedades asociadas, siendo de 3,7 por cada 1.000 embarazos en madres de 35 años y de 8,6 por cada 1.000 embarazos en madres mayores de 40 años. Pero dentro de este riesgo, el mayor número de muertes fetales aparecía a partir de las 40 semanas, lo que hacía pensar que el embarazo en mujeres mayores de 40 años llegaba a término antes que en mujeres más jóvenes[2].

Por tanto, a tenor de los estudios publicados y de las connotaciones sociales y emocionales que tiene un embarazo en una mujer mayor de 40 años, creemos razonable empezar con un seguimiento estricto con monitorizaciones y ecografías semanales (para controlar la cantidad de líquido amniótico), a partir de la semana 37 y finalizar el embarazo en torno a la semana 39.

¿TENGO MÁS RIESGO DE UNA INDUCCIÓN DE PARTO?

El cuello uterino de una mujer de más de 40 años, si no ha tenido un parto previo, suele ser más duro y fibroso por lo que le cuesta más ablandarse, acortarse y dilatarse. Siempre puede haber excepciones, pero en general son cuellos menos elásticos; tras exploraciones seriadas objetivamos que no se modifican o no maduran, como decimos en el argot ginecológico. Parece que con la edad la elastina va disminuyendo, y si no se han tenido partos previos, al cuello del útero le cuesta más modificarse y prepararse para el parto.

De la misma manera ocurre con el cuerpo uterino. La capacidad contráctil de un útero de una mujer de más de 40 años es menor, porque con la edad se va perdiendo esa capacidad que tienen las fibras musculares del útero para contraerse correctamente, o de la misma manera que las de una mujer más joven. Esta falta de contracciones uterinas eficaces es lo que también contribuye a que estas madres tarden más en ponerse de parto, ya que al no haber contracciones el cuello cervical tampoco se acorta ni se dilata.

Por ambos motivos, poca elasticidad del cuello uterino y disminución de la capacidad contráctil del útero, las embarazadas de más de 40 años tardan más en ponerse de parto espontáneamente. Llegadas las semanas para finalizar el embarazo (entre las 37 y 39) tienen que plantearse una inducción del parto o bien directamente la realización de una cesárea.

La inducción del parto se puede hacer de forma directa con oxitocina intravenosa y rotura de la bolsa, opción que se elige cuando el cuello del útero está algo acortado y dilatado. Otra opción es hacer primero una maduración cervical con prostaglandinas que se introducen en el cuello del útero o en la vagina y posteriormente (tras 12 o 24 horas) pasar a inducción con oxitocina intravenosa y rotura de bolsa. Como os podéis imaginar, estos partos inducidos suelen durar entre uno o dos días. El éxito de la inducción depende fundamentalmente de si has tenido partos previos, tu cuello se ablanda, acorta y dilata correctamente y/o si tienes contracciones eficaces a lo largo de la inducción. Por tanto, al final existe un componente individual de cada mujer que hace que en unas progrese mejor que en otras la inducción del parto.

¿TENDRÁ QUE SER MI PARTO UNA CESÁREA?

Es verdad que la prevalencia de cesárea frente a un parto vaginal es más alta en embarazadas de más de 40 años en comparación con mujeres más jóvenes[3,4]. En un estudio realizado en Estados Unidos entre los años 2012 y 2013, comprobaron cómo la proporción de cesáreas aumentaba con la edad de la madre, independientemente de la paridad (si habían tenido hijos previos o no). Así, establecieron una prevalencia de cesárea del 20% en mujeres entre 25 y 34 años, del 26% en mujeres de 35 a 39 años, del 31% en mujeres entre 40 y 44 años, del 36% en mujeres entre 45 y 49 años y del 61% en mujeres a partir de los 50 años[4].

Pero ¿a qué se debe este incremento de cesáreas en las mujeres de edad avanzada? Son varias las causas para justificar que haya más cesáreas en este grupo de embarazadas. Una de ellas es la explicación que hemos dado anteriormente de que el cuello uterino está más largo y fibroso y le cuesta más dilatar y modificarse. Por este motivo, muchas de las embarazadas de estas edades a las que se les induce el parto, no llegan a dilatar más que unos dos o tres centímetros tras varias horas de inducción. Además, debido a que las contracciones uterinas no suelen ser tan eficaces como las de una mujer más joven (a pesar de la oxitocina administrada), el parto se estaciona y no progresa, teniendo que realizarse una cesárea[5]. Diversos estudios han demostrado que el útero se contrae peor conforme avanzan los años. Sin embargo, a pesar del impacto de la disfunción uterina con los años, un metaanálisis reciente sobre cinco estudios realizados en más 2.600 embarazadas, concluyó que la inducción del parto en mujeres mayores de 35 años no aumentaba el riesgo de cesárea, en comparación con mujeres de la misma edad que se ponían de parto espontáneamente[6]. A toda mujer que desee tener un parto vaginal a pesar de la edad, si no existe ninguna contraindicación materna o fetal, creo que se le debería ofrecer una inducción del parto, informándola de las mayores probabilidades del fracaso de la inducción y la no progresión del parto y teniendo que acabar en cesárea.

Otros de los motivos del incremento de las cesáreas en mujeres de edad avanzada son los relacionados con las complicaciones maternas, sobre todo la hipertensión gestacional, la preeclampsia (tensión arterial y proteínas en la orina) y la colestasis intrahepática (aumento de los ácidos biliares que producen mucho picor en manos y pies). Además, si existen problemas en el bebé, como alguna malformación fetal o el feto se coloca de nalgas, también suele ser motivo para realizar una cesárea[7].

Pero sin duda, en los tiempos que corren, la mayor indicación de cesárea en embarazadas por encima de los 40 años es por «deseo materno»[8]. Como ya hemos explicado, estos embarazos suelen venir de técnicas de fertilidad y los padres llevan años buscando una gestación por lo que quieren garantizarse que no exista ninguna complicación en el parto y programar un cesárea para mayor seguridad de su bebé. Sin embargo, hay que decir que un parto vaginal bien monitorizado y realizado por manos expertas (ya sea matrona o ginecólogo), es la vía más segura y fisiológica de nacer, pues una cesárea no deja de ser una cirugía con sus riesgos añadidos.

Bibliografía

» [1] Haavaldsen C., Sarfraz A.A., Samuelsen S.O., Eskild A. The impact of maternal age on fetal death: does length of gestation matter? Am J Obstet Gynecol 2010; 203:554.e1.

» [2] Reddy U.M., Ko C.W., Willinger M. Maternal age and the risk of stillbirth throughout pregnancy in the United States. Am J Obstet Gynecol 2006; 195:764.

» [3] Richards M.K., Flanagan M.R., Littman A.J., et al. Primary cesarean section and adverse delivery outcomes among women of very advanced maternal age. J Perinatol 2016; 36:272.

» [4] Osterman M.J., Martin J.A. Primary cesarean delivery rates, by state: results from the revised birth certificate, 2006-2012. Natl Vital Stat Rep 2014; 63:1.

» [5] Waldenström U., Ekéus C. Risk of labor dystocia increases with maternal age irrespective of parity: a population-based register study. Acta Obstet Gynecol Scand 2017; 96:1063.

» [6] Walker K.F., Malin G., Wilson P., Thornton J.G. Induction of labour versus expectant management at term by subgroups of maternal age: an individual patient data meta-analysis. Eur J Obstet Gynecol Reprod Biol 2016; 197:1.

» [7] Richards M.K., Flanagan M.R., Littman A.J., et al. Primary cesarean section and adverse delivery outcomes among women of very advanced maternal age. J Perinatol 2016; 36:272.

» [8] Lin H.C., Xirasagar S. Maternal age and the likelihood of a maternal request for cesarean delivery: a 5-year population-based study. Am J Obstet Gynecol 2005; 192:848.

¿Podré amamantar a mi hijo? ¿Qué beneficios tiene la lactancia materna?

La lactancia materna, según la Organización Mundial de la Salud (OMS), es «una forma inigualable de facilitar el alimento ideal para el crecimiento y el desarrollo correcto de los niños». Tanto la OMS como UNICEF recomiendan dar lactancia materna exclusiva los seis primeros meses del recién nacido y continuar a partir de los seis meses con lactancia materna hasta los dos años, ofreciendo a la vez al bebé otros alimentos adecuados para su edad.

Es importante tener el soporte emocional de un profesional para poder amamantar a tu hijo, sobre todo si eres madre primeriza. Recibir la información adecuada sobre las ventajas de la lactancia materna e iniciarla a la media hora tras el parto suelen ser tareas de la matrona. Además, existen grupos de apoyo que promueven la lactancia materna en casi todos los centros de salud. Lo que ahora se aconseja es la lactancia a demanda, es decir, sin horarios y sin periodos de tiempo concretos entre toma y toma.

Te estarás preguntando entonces si estás preparada para dar el pecho a tu bebé y si tener más de 40 años puede ser un problema.

Lo primero que tienes que saber es que la edad no es un problema para amamantar a tu bebé. Tus pechos se van a preparar para generar leche desde el final del embarazo y, por supuesto, tras el parto debido a la secreción de dos hormonas: primero la oxitocina y luego la prolactina. Esto ocurre en todas la mujeres que dan a luz independientemente de la edad. Además, tus mamas se han ido preparando durante todo el embarazo, aumentando el tamaño y el número de sus glándulas mamarias. Por tanto, podemos concluir que la edad no es un impedimento para formar leche y secretarla a través de los pezones.

Por el contrario, algunas situaciones acontecidas en el embarazo pueden retrasar la producción de leche y dificultar la lactancia. Estas situaciones son haber tenido hipertensión en el embarazo o preeclampsia. Las mujeres obesas, y sobre todo las que tienen resistencia a la insulina, tienen más dificultad para iniciar la producción de leche. Este retraso puede impacientar a la madre y hacer que desista antes de la lactancia materna.

A vuestras edades tenéis más paciencia y estáis más concienciadas de los beneficios de la lactancia materna que exponemos más abajo. Por eso sois más constantes y perseverantes a la hora de no abandonar a pesar del dolor que puede suponer la succión del bebé al principio, la aparición de grietas o la dificultad de encontrar la postura correcta para dar de mamar. Varios estudios han demostrado que la tasa de éxito de la lactancia materna en mamás de edades avanzadas es incluso mayor que en madres más jóvenes.

¿Y SI NO QUIERO DAR EL PECHO?

Otra cosa bien distinta es que tú no te sientas con ganas suficientes para amamantar a un bebé a demanda. En este sentido, sí me he encontrado muchas gestantes de vuestra edad que tras el parto me comentan que no quieren dar el pecho. Las razones que suelen dar estas pacientes es que prefieren tener más libertad de movimiento y no estar pendientes de un bebé que en cualquier momento quiera mamar. Prefieren la lactancia artificial, ya que dar el biberón les permite salir y entrar de casa con la libertad que tenían antes del parto. Otro grupo de mamás prefiere incorporarse al trabajo antes de tiempo (sobre todo las que trabajan por cuenta propia), por lo que la lactancia materna a tiempo completo es inviable y optan, o bien por suspenderla o bien por dar solo las tomas de la mañana y de la noche. Este último perfil de mujeres es más frecuente en madres de edad avanzada, pues han alcanzado un estatus profesional al que no quieren renunciar tras tener a su bebé.

Por otro lado, a muchas mujeres no les apetece que se les deforme el pecho, les salgan estrías o se les descuelgue un poco el pecho con la lactancia materna. Esto lo encontramos con más frecuencia en mujeres de vuestra edad, ya que la preocupación por vuestro cuerpo es mayor al sentir que está empezando a transformarse y a aparecer cierta flacidez en la piel (incluida la de las mamas). Puedes imaginarte que si además te has sometido a una operación de pecho (tanto por aumento como por reducción), que es más frecuente conforme se van cumpliendo años, no vas a querer que tus pechos vuelvan a deformarse como antes de la intervención. Aun así, es importante recordarte que tanto las prótesis mamarias como las reducciones de mama no impiden que generes leche y que salga a través del pezón. Sin embargo, las mujeres que se han sometido a una reducción mamaria pueden tener más dificultad para lactar debido a que su producción de leche está disminuida y la lactancia materna exclusiva es más complicada.

Si ya has tenido hijos previos y la lactancia no fue fácil (tanto por si tuviste mastitis, grietas sangrantes o porque el niño no engordaba lo suficiente), en este embarazo quizá preferirás renunciar directamente a ella.

En el caso de que optes por la lactancia artificial desde el principio, debes comentárselo a tu ginecólogo para que te administre una medicación y así evitar la subida de la leche.

El mensaje más importante que queremos transmitirte es que no debes sentirte culpable ni mala madre por no querer dar el pecho a tu hijo. Los beneficios son muchos, pero las circunstancias personales de cada mujer también. Actualmente, la presión social sobre la lactancia materna hace que muchas madres se sientan frustradas si no consiguen dar el pecho y experimentan ansiedad y depresión por este motivo. Por tanto, la mejor decisión es la que te haga sentirte feliz, tranquila y cómoda contigo misma y con tu bebé.

¿QUÉ VENTAJAS TIENE LA LACTANCIA MATERNA TANTO PARA MÍ COMO PARA MI HIJO?

Ventajas para el niño:

• **Protección frente a infecciones**: Durante los primeros seis meses de vida tiene un efecto protector contra enfermedades respiratorias, gastrointestinales, otitis media y enterocolitis necrotizante, entre otras. Los niños alimentados con lactancia materna no solo presentan una menor incidencia de infecciones, sobre todo respiratorias y digestivas, sino que la gravedad es menor en caso de que las contraigan. Esto se ha demostrado no solo en países en vías de desarrollo, sino también en países desarrollados.

- Diarrea: el riesgo de presentar algún episodio de diarrea aumenta a medida que disminuye la cantidad de leche materna ingerida; así, los niños que se alimentan solo con fórmula (leche artificial) presentan un 80% más de riesgo de diarrea.
- Otitis media: el riesgo de desarrollar una otitis aumenta a medida que disminuye la cantidad de leche materna que el niño recibe. Cuando se comparan con los amamantados, los niños que reciben solo fórmula tienen un 70% más riesgo de otitis media.. Además, los episodios de otitis tienen una duración media significativamente mayor en los alimentados con fórmula (8,8 vs 5,9 días).
- Infecciones respiratorias: la lactancia natural se ha asociado con una reducción en el riesgo de infección de vías respiratorias bajas como bronquiolitis o neumonía.
- Sepsis/meningitis neonatal: Sobre todo su incidencia se ve significativamente reducida en los grandes prematuros que son alimentados con leche materna, en comparación con los que reciben fórmula.
- Enterocolitis necrotizante (inflamación de las paredes del colon, muy típica en prematuros): la leche humana tiene un factor

protector. En los prematuros de menos de treinta semanas la enterocolitis necrotizante confirmada fue rara en aquellos cuya dieta incluía la leche materna; y fue veinte veces más frecuente en los alimentados solo con fórmula.

- **Favorece el desarrollo inmunológico**: En la leche materna hay linfocitos T y B, anticuerpos, citoquinas y factores de crecimiento que son transferidos al recién nacido a través de la leche, potenciando la estimulación activa del sistema inmune del niño. Esto podría explicar por qué la lactancia materna protege frente a enfermedades no solo infecciosas sino también inmunológicas, como la enfermedad celíaca y la alergia a enfermedades autoinmunes y tumores.

- **Protección frente a alergias**: Introducir la leche de vaca antes de los cuatro meses incrementa el riesgo de asma y atopía como dermatitis atópica, rinitis alérgica o conjuntivitis.

- **Optimiza el crecimient**o: La leche de madre no solo es específica de especie sino también de individuo, es decir, está adaptada a las necesidades de cada lactante en cada momento de su desarrollo. Por ello, favorece un crecimiento óptimo. Tiene además un grupo de sustancias biológicamente activas (eritropoyetina, factores de crecimiento, etc.) que directamente influyen en el metabolismo de los recién nacidos y favorecen el crecimiento y la diferenciación de los órganos. Así, la prolactina de la leche materna puede ser importante para la maduración pulmonar y digestiva del recién nacido. En un estudio en veinte prematuros de menos de 1.850 gramos, los niveles de prolactina más elevados se asociaron con menos días en el ventilador, una transición más rápida a la alimentación enteral completa y una mayor ganancia de peso.

- **Optimiza el desarrollo cognitivo**: Un metaanálisis de veinte estudios publicados sobre el efecto de la lactancia materna sobre el cociente intelectual (CI) demostró que los niños lactados al pecho tenían un CI de 3 a 5 puntos mayor que los alimentados con fórmula. Cuanto más tiempo lactaba un niño, mayor era el beneficio en cuanto a su CI. Este efecto se ha evidenciado también en niños prematuros, teniendo un

CI significativamente mayor a los 7,5-8 años de edad aquellos prematuros alimentados en las primeras semanas de vida con leche materna, incluso tras ajustar diferencias entre grupos en cuanto a educación materna y clase social. La lactancia materna se asocia en otros estudios con incrementos pequeños pero significativos en las habilidades cognitivas de los niños y en su rendimiento académico; estas diferencias se prolongan durante toda la infancia y hasta la juventud. El desarrollo psicomotor y social de los niños alimentados con leche materna difiere claramente de los alimentados con fórmula y da lugar a ventajas significativas en las capacidades psicomotoras y sociales en el segundo o tercer año de vida.

- **Protege de la muerte súbita del lactante**: Diversos estudios epidemiológicos orientan hacia el hecho de que la lactancia materna podría tener un efecto protector sobre la muerte súbita, aunque no hay pruebas científicas suficientes.
- **Confiere beneficios a largo plazo**: Hay numerosos estudios que demuestran el papel protector de la lactancia materna en relación con la aparición de enfermedades, como:
  - Cáncer de mama en el adulto: las mujeres que fueron lactadas al pecho incluso por poco tiempo muestran un riesgo un 25% menor de desarrollar cáncer de mama en edad pre o posmenopausia frente a las que fueron alimentadas con biberón.
  - Enfermedad de Hodgkin y leucemias agudas infantiles.
  - Enfermedad celíaca: los niños amamantados durante menos de treinta días y los alimentados con fórmula tienen un riesgo relativo de desarrollar síntomas de enfermedad celíaca cuatro veces mayor que los niños amamantados más de treinta días.
  - Caries y maloclusión dental.
  - Diabetes mellitus tipo I.
  - Enfermedad inflamatoria crónica intestinal (enfermedad de Crohn, colitis ulcerosa).
  - Artritis reumatoide juvenil.
  - Esclerosis múltiple.
  - Obesidad: un estudio alemán con 9.357 niños de 5-6 años de edad, encontró que aquellos amamantados hasta los 3-5

meses de edad tenían un tercio menos de posibilidad de ser obesos que los alimentados con fórmula desde el principio. Los amamantados durante 6-12 meses tenían un 43% menos de posibilidades de ser obesos, y aquellos en los que la lactancia materna se prolongó durante más de doce meses tuvieron un 72% menos de posibilidad.

• **Ayuda a establecer una íntima relación entre madre e hijo**, no solo al inicio, sino que se prolonga en el tiempo. Hay estudios realizados a la edad de 15-18 años que muestran que el amamantamiento mejora la relación materno filial y cuanto más tiempo duró el amamantamiento, mejor es la percepción del adolescente sobre el cuidado materno recibido durante la infancia.

Ventajas para la madre:

• **Ayuda a la recuperación posparto:** ayuda al útero a recuperar su tamaño normal y así reduce el sangrado y el riesgo de hemorragia. Además, al retrasarse el inicio de las menstruaciones, se produce un ahorro de hierro que compensa las pérdidas del parto.

• **Favorece la recuperación del peso tras la gestación**: las mujeres que lactan pierden peso más rápidamente y tienen una disminución significativamente mayor del perímetro de la cadera.

• **Ayuda a espaciar los embarazos**: durante la lactancia, las menstruaciones antes de los seis meses son la mayoría anovulatorias y la fertilidad permanece baja. Como método contraceptivo tiene el 98% de eficacia siempre que se cumplan todas las siguientes condiciones: (1) el niño es menor de seis meses; (2) la madre permanece sin reglas; (3) practica lactancia materna exclusiva y a demanda, día y noche.

• **Reduce el riesgo de cáncer de mama**: independientemente de otros factores, las mujeres premenopáusicas que dan el pecho durante 4-12 meses reducen el riesgo de padecer cáncer de mama en un 11% frente a las que no lactan o lo hacen solo durante <3 meses. Si dan el pecho durante más de veinticinco meses, el riesgo se reduce un 25%.

- **Reduce el riesgo de cáncer de ovario**: se ha asociado a una reducción marcada del riesgo de padecerlo con el hecho de haber lactado alguna vez.
- **Mejora la salud emocional**: en ratas se ha demostrado que la oxitocina ejerce un efecto antiestrés. Al mes posparto, las mujeres que lactan tienen menos ansiedad y depresión posparto.
- **Disminuye los requerimientos de insulina en las mujeres diabética**s: la reducción de la dosis de insulina posparto es significativamente mayor en las mujeres diabéticas que amamantan.
- **Disminuye la incidencia de osteoporosis**: en un estudio se comprobó que amamantar durante más de ocho meses, se asociaba con un mayor contenido mineral óseo en la edad madura. Con ello, también podría existir un menor riesgo de fractura de cadera. Por otra parte, otro estudio mostró que la probabilidad de que una mujer con osteoporosis no amamantara a su niño era cuatro veces mayor que en las madres control.

Ventajas socioeconómicas:

- **Ahorro familiar y social:** se ahorra el coste de la fórmula adaptada. Además, el niño lactado al pecho se pone enfermo con menos frecuencia y eso supone un ahorro de costes sanitarios y se evita el absentismo laboral de los padres para cuidarle.
- **Mejora la eficacia de las vacunas:** los niños lactados al pecho muestran una mejor respuesta a las vacunas orales y parenterales que los niños alimentados con fórmula.

Ventajas medioambientales:

- Impacto medioambiental nulo: la lactancia materna es una de las pocas actividades humanas que no repercute negativamente en el medio ambiente. Además, no se consumen recursos naturales (para fabricar biberones, tetinas, etc.) y no genera residuos (botes de fórmula, etc.).

Ventajas para el hospital:

• Cuando la mayoría de madres lactan, el ambiente del hospital es más cálido y tranquilo; los niños lloran menos.
• Menos infecciones neonatales.
• Menos trabajo para el personal, que no tiene que dedicar su tiempo a la preparación y administración de biberones.
• Mejor imagen y más prestigio.

Bibliografía
» Infants benefits of bresatfeeding. R. J. Schanler. upToDate Dec 2018.

Beneficios a largo plazo de la maternidad tardía

Ser madre en edades avanzadas ha demostrado tener beneficios futuros, no solo en el hijo sino también en la salud de la madre.

BENEFICIOS PARA MI HIJO

Un estudio realizado en el Reino Unido observó que el aumento de la edad materna se asociaba con una mejor salud y desarrollo en los niños de hasta cinco años[1]. Los resultados más sorprendentes fueron la disminución de maltrato físico a los niños (incluyendo lesiones intencionadas). Además, se observó un aumento en las tasas de inmunización, del desarrollo del lenguaje y del desarrollo social en los hijos de padres de edad avanzada.

Del mismo modo, en una encuesta realizada a hijos de padres mayores, se describieron varios beneficios que incluían la devoción, la paciencia y la atención de sus padres, así como su estabilidad emocional y financiera[2,3].

Los hijos de padres de edades más avanzadas suelen criarse en ambientes más positivos y menos estructurados debido a que sus padres son más flexibles y tolerantes. Esto conduce a una crianza más sana y feliz para los niños.

Un estudio realizado en más de 35. 000 madres de Dinamarca, concluyó que las madres mayores eran menos propensas a gritar a sus hijos e imponer castigos severos, lo que repercutía en niños con menos problemas sociales, emocionales y de comportamiento[4].

Otra gran ventaja es que a edades avanzadas, la mujer suele contar con una mejor situación económica y una situación laboral consolidada, lo que revierte en la estabilidad económica para la educación de los hijos, que pueden disfrutar de mayores beneficios tanto educativos, de viajes o de actividades de ocio.

Por el contrario, los padres mayores también debéis ser conscientes de los diversos problemas relacionados con vuestra edad y cómo estos pueden influir en vuestra descendencia; es posible que seáis confundidos con los abuelos del niño y puede aumentar la posibilidad de que tengáis una enfermedad grave cuando vuestro hijo sea un adolescente. De la misma manera, debéis ser conscientes de la posibilidad de que vuestro niño se convierta en un adulto joven cuidador de unos padres ancianos y asumir las diferencias generacionales más extremas cuanta más diferencia de edad haya entre padres e hijos.

BENEFICIOS PARA LA MADRE

Aunque puede quedarte alguna secuela del embarazo como la diabetes o la hipertensión, esto solo ocurre en el 5% de las madres. Si has tenido una preeclampsia, el riesgo de tener una enfermedad cardiovascular en el futuro está aumentado. Pero si no has tenido ninguna de estas complicaciones durante el embarazo, no debes preocuparte porque el riesgo es similar al de una mujer menor de 40 años.

Por el contrario, hay estudios que indican que la maternidad tardía es un beneficio para la salud de la madre debido a que la maternidad en edades más tempranas conlleva un estrés y un desgaste corporal que hacen que lleguen las mujeres a los 40 años en peores condiciones de salud que las que no se han embarazado hasta ese momento. Un estudio realizado entre mujeres de Israel concluyó que el riesgo de muerte era la mitad entre mujeres que habían dado a luz por encima de los 45 años, en comparación con aquellas cuyo parto fue antes de los 35 años[5]. Además, se cree que las gestaciones a todo lo largo de la vida reproductiva van acelerando el envejecimiento del cuerpo de la mujeres[6].

No solo a nivel físico sino también a nivel mental, son diversos los estudios que indican que la edad materna avanzada mejora las habilidades mentales. Tras realizar diversos test de agudeza mental, de resolución de problemas y de capacidades verbales, se concluyó que los mejores resultados los obtenían mujeres que habían sido madres a edades avanzadas. La explicación a este hecho puede deberse a que el aumento de las hormonas producidas durante el embarazo permanece más tiempo en el cerebro conforme avanza la edad de la madre, traduciéndose en una mejor función cognitiva.

A nivel nutricional también es cierto que a edades avanzadas, la mujeres tenéis mayor conciencia sobre la alimentación saludable, cuidando mucho más la dieta tanto en la cantidad como en la calidad de los alimentos que consumís. Esto también repercute en el feto durante el embarazo, pero sobre todo, en la mejor alimentación posteriormente de vuestros hijos.

Por otro lado, la madurez psicológica con la que se afronta una maternidad a partir de los 40 años es mucho mayor que cuando se han tenido los hijos a los 20 años. Las madres tenéis a los 40 años mucho más claras la prioridades y realmente os preocupáis por las cosas importantes, evadiendo aquellas que no lo son tanto.

Al mismo tiempo, habéis alcanzado una posición laboral que os permite vivir de una manera más holgada sin tantas restricciones económicas.

Ya desde el embarazo, esto es una ventaja porque os permite compraros los suplementos vitamínicos que queráis, ir al fisioterapeuta si os duele mucho la espalda, daros un drenaje linfático en caso de retención de mucho líquido, no reparar en cremas antiestrías, haceros la prueba no invasiva del ADN fetal en sangre materna o guardar las células madre del cordón umbilical en un banco privado.

Por otro lado, tras el parto os podéis permitir con más facilidad contratar los servicios de una Salus para cuidar a vuestro bebé por las noches las primeras semanas o una persona durante el día que os ayude en la casa.

Aunque todos estos aspectos también pueden aplicarse a madres más jóvenes, la realidad de mi día a día es que son las madres de edades más avanzadas las que disfrutan mucho más de estas ventajas al tener una mayor solvencia económica.

Finalmente, podemos concluir que la experiencia vital en vosotras es mayor que una madre de 25 o 30 años, porque tenéis un mayor conocimiento de la vida, teniendo más claro lo que queréis y lo que no, así como el estilo de vida que queréis llevar. Esto repercute también a la hora de educar a vuestros hijos con una mayor coherencia en las decisiones que vais tomando a lo largo de toda su crianza y educación.

Bibliografía

» [1] Sutcliffe A.G., Barnes J., Belsky J., et al. The health and development of children born to older mothers in the United Kingdom: observational study using longitudinal cohort data. BMJ 2012; 345: e5116.

» [2] Morris M. Last-chance children: growing up with older parents, Columbia University Press, New York 1988.

» [3] Yarrow A. Latecomers: children of parents over 35, Free Press, MacMillan, New York 1991.

» [4] Trillingsgaard T., Sommer D. Association between older maternal age, use of sanctions, and childern´s socio-emocional development through 7, 11 and 15 years. Eur Journ Developmental Psychology 2018,

» [5] Jaffe D., Kogan L., Manor O. et al. Influence of late-age births on maternal longevity. Ann Epidemiol 2015; 25:387.

» [6] Shalev I., Belsky J. Early-life stress and reproductive cost: A two-hit developmental model of accelerated aging? Med Hypotheses 2016; 90:41.